難病よさらば！

やはりあった

自然界からの贈り物

スーパーミネラル配合

「水溶性シイタケ菌糸体エキス」

体内ミネラル研究会

今日の話題社

はじめに

私たち人類は、病気を克服するために医学を進歩させ、さまざまな化学物質や抗生物質などをつくりだしてきました。しかし、ウイルスや病原菌は今までよりもさらに強力な菌へと変貌を遂げ、逆に現代医学では解決できないところにまできてしまいました。

また、医療現場での人為的な医療ミスや薬害などで新たな病気を抱え込む結果となり、ますます健康を維持することが困難な状況となっています。

そもそも現代医学は、全身に配慮しない「部分」をみる医学で、使用する薬は一方向にのみ作用するために副作用が多く、治癒率も低くなっているといわれます。これに対して東洋医学の考えは、病んでいる臓器の治癒を目指しながら、全身への配慮を優先する「全体」をみる医学だといいます。つまり、バランスを重視して、薬草や食材を含めた自然物を用いることで、機能が低下して悪くなると機能を促進させ、過剰になると抑制して正常に戻そうとする双方向への作用をとっています。だからこそ、長時間服用しても副作用がないうえ、病んでいる臓器のほか全身の不調が改善されるのです。

現在、機能性食品や健康食品が見直されているのも、そんな現代医学に疑問を感じる人たちが増え、化学物質や抗生物質を使わずに天然の物質で健康になることを求めたからではないでしょうか。

しかし、現代医学を全面的に否定するのではなく、その必要性を知ることも大切なことです。例えば、体の状態を知るためには最先端の検査技術は必要不可欠なうえ、薬も正しく使用すれば私たちの持っている復元力を助ける働きをしてくれます。要は、現代医学と東洋医学の長所をうまく取り入れて、バランスよく全身をみながら健康に導くことが必要なのです。

二一世紀は、全体をみて調和を保つバランスの時代といえるのかもしれません。地球規模でバランスを崩し、歪みが生じている現代において、まず行わなければならないのは軌道修正です。それには、悪い方に傾いていても元に戻る回復力を強めることが大事で、健康面でのカギを握るのが「免疫力」です。

これまで、ガンや生活習慣病など現代医学で完治させることの難しかった病さえ回復に導いてきた「シイタケ菌糸体エキス」。これはまさに、全体をみてバランスを整えていく二一世紀の健康法といえるのかもしれません。

そして、今回から新しく加わった『水溶性シイタケ菌糸体エキス』は、従来のものに豊富なミネラルをプラスすることで、さらなる進化を遂げました。

●シイタケ菌糸体エキスにスーパーミネラルを配合！

これまで、数々の奇跡とドラマを生んできた「シイタケ菌糸体エキス」。その秘密は、医学界も注目しているほど多様な薬理作用にあります。

①免疫力を高める作用
②発ガンを抑える作用
③肝細胞を保護する作用
④ウイルスの増殖を抑える作用
⑤コレステロールを下げる作用
⑥細胞の酸化を防ぐ作用

これらの研究は、今なお大学病院等で臨床が続けられていますが、この度『スーパーミネラル』を配合することによってさらなる効果を発揮することが分かりました。

『スーパーミネラル』とは、イオン化した金属元素がたくさん含まれている溶液のことをいいます。金属元素というと、カドミウムや水銀を思い浮かべて「体に害がある」と考えがちですが、実はナトリウムやカリウムといったミネラルの意味はもともと「生体微量元素」のことであり、人間の体も元を正せばいろいろな元素の集合体なのです。したがって、体に不足している害のないミネラルは積極的に取り込む必要があります。

それらの多数のミネラル、つまり金属元素をバランスよく含んでいるのが『スーパーミネラル』です。そしてこれが、シイタケ菌糸体エキスの体内での吸収を助けるばかりか、スーパーミネラル自体も細胞の活性化に一役買っていたのです。『水溶性シイタケ菌糸体エキス』は、複合体となることで相乗効果を発揮し絶大な力を獲得したというわけです。

現在、さまざまな病気の原因として挙げられている活性酸素。これを抑制・除去できる抗酸化物質を私たちは生まれながらにして持ってはいるのですが、暴飲暴食、タバコ、ストレス、生活環境の悪化などによって、体内では処理しきれない状態になっています。そしてこれが、慢性の病気を増加させる要因でもあるわけです。

ならば、処理できる状態にすれば良いのです。しかし、生活習慣を改善することはできても、悪化した環境を元に戻すことは不可能に等しいことです。今、私たちにできることは活性酸素を取り去る抗酸化物質を体内で増やす努力をして、自らの力で健康を維持することしかありません。そして、この抗酸化物質が「ＳＯＤ」といわれている酵素で、ＳＯＤの働きに不可欠なのが、他でもないミネラルだったのです。

ミネラルは私たちの体に必要な栄養成分の一つで、ふつうは食べ物から摂取するべきものであり、それで十分だったのですが、現代はそれさえままならない状況に置かれています。実は、慢性のミネラル不足が生体バランスを崩し、あらゆる病気の引き金にもなっているのです。

そう考えると、シイタケ菌糸体エキスにスーパーミネラルが配合されたことは、体内バランスを整えるうえでは必然ともいえます。

さらにパワーアップして速効的な効き目を手に入れた『水溶性シイタケ菌糸体エキス』は、飲むほどに種々の効果があらわれ、しかも副作用がないという、まさに二一世紀に向けて私たちの健康を守る「切り札」となることでしょう。

今後、ますます体内ミネラル研究会の役割も重要になってくるものと感じております。

体内ミネラル研究会

難病よさらば！　やはりあった自然界からの贈り物
スーパーミネラル配合「水溶性シイタケ菌糸体エキス」――【目　次】

第2章　シイタケ菌糸体エキスがスーパーミネラルと合体してパワーアップ

第3章　水溶性シイタケ菌糸体エキスの絶大な効果

第1章

あらゆる病気に活性酸素が関与？

●活性酸素で体がサビる！

「サビる」ということは、「酸化」することを意味しています。鉄がサビてボロボロになるように、生物の持っている細胞もその運命から逃れることはできません。

それは、この地球上のすべての生物が酸素なしでは生きていけないからです。私たちは空気中の酸素を吸い込んで、約六〇兆個の細胞の一つひとつに血管を通して酸素を送り届け、活力を与えています。そのため、酸素が欠乏（酸欠）すると生命の危機に陥ってしまい、特にダメージを受けるのが脳で、何らかの原因で脳に酸素が届かなくなると、その時間が長いほど脳の機能が異常をきたし、死に至ることさえあります。仮に一命をとりとめたとしても脳に損傷を与えて、不自由な生活を強いられることにもなりかねません。

これほど大事な酸素ではありますが、中には酸化力の強い「活性酸素」という酸素があり、これが体内で悪さをしているというのです。

酸化とは、物質から電子を奪う化学反応のことをいい、物が燃えたり鉄がサビたりするのは酸素が結合するために起こる反応で、活性酸素もまた酸素と結合して酸化させているのです。実は生命の営みはすべて電子の動き、すなわち生体内での電子移動（電子伝達ともいう）によって支えられています。

活性酸素の分子はプラスとマイナスの電子のバランスの崩れた、つまり電子が一個欠落した不対電子のため、不安定で腰が落ちつきません。そこで、安定を求めて暴れまわり、ほかの物質から電子を奪っていきます。そして、電子を奪われた物質が酸化されて別物に変えられてしまうというわけです。

私たちが進化の過程で酸素を活動のエネルギーに選んだときから「酸化」は、諸刃の刃として私たちに突きつけられてきました。「老化」もまた、「活性酸素」との戦いに敗れた結果ともいえます。

人間をはじめとする動物は、食物と酸素からエネルギーを得て生命を維持していきますが、そのエネルギー代謝の過程で必ず発生してしまうのが「活性酸素」、つまり細胞を酸化させる「サビ」の原因です。

活性酸素は、体内に侵入した細菌などを殺すためにつくりだされる、いわば免疫反応でもあるのですが、一定以上の量がつくられると自らの体も傷つけてしまうという厄介な物質でもあります。酸素を体内に取り入れると、その一部が反応性の高い活性酸素に変化して、生体の防御作用をつかさどる元になります。そして、体内に侵入してきた細菌などの有害物に対して、白血球などの免疫細胞が立ち向かい、有害物を自分の中に取り込んで攻撃をしかけるのですが、このときに大量の酸素を消費して活性酸素をつくって有害物を破壊するのです。

また、活性酸素は電子伝達系や肝臓での解毒作用にも関与しているといいます。

このように、適量であれば健康維持に良いのですが、過剰になると今度は正常な細胞を攻撃する厄介な存在になってしまいます。

活性酸素は、酸素の酸化作用が何倍も強力になった酸素です。では、なぜそれほどまでに酸化力が強いのでしょう。

その原因は、活性酸素のフリーラジカルによるものといわれています。フリーとは自由という意味ですから、電子が一個自由になって飛び出し、過激（ラジカル）になったことを表しています。一般に原子のまわりを回る電子はペアになっていて、電気的にバランスがとれていますが、フリーラジカルはペアになっておらず、不安定な不対電子として存在しています。そこで、安定しようとして周囲にある元素や分子が持っている電子を一個奪い、あるいは同様に軌道から飛び出してフリーに飛びかかっている電子を一個引き込んでアしまうのです。つまり、過激な行動に出るのでフリーラジカルと呼び、きわめて強い酸化力を有するわけです。

体内に入った酸素は「スーパーオキサイドラジカル」という活性酸素に変わり、さらに「過酸化水素」、「ヒドロキシルラジカル」へと次々に形を変えて最終的には水になります。この他「一重項酸素」が発生することもあり、一般的にはこの四種類を活性酸素と呼んでいます。

これらは、白血球の仲間の好中球やマクロファージから放出され、体内に侵入してきた細菌などを殺す作用がありますが、細菌などの敵がいない場所でも活性酸素が放出されることがあり、それがいわゆる「炎症」です。例えば打撲の場合、細菌が侵入したときに細胞から出されるサイトカイン（免疫刺激物質）という物質が、打撲などで細胞がつぶれたときにも出てしまって好中球を必要以上に呼び集めて炎症を起こすのです。炎症のほとんどに活性酸素が関わっているといわれ、歯肉炎、アトピー性皮膚炎、胃炎、腎炎、膵炎、関節炎、腸炎などが挙げられています。

活性酸素が原因で人体に与える弊害は、現在までの研究で分かっているだけでも二〇〇種類はあるといわれ、しかもここでＤＮＡが傷つくと異常な細胞の発生を引き起こし、ガンになるというのです。

しかし、この活性酸素は私たちが二四時間絶え間なく呼吸を続ける限り、全身の細胞で発生して止めることができないのです。

●ガンや成人病を引き起こす活性酸素

呼吸によって絶えず体内に入ってくる酸素は、全身の細胞で新陳代謝やエネルギーの産出をしたり、各器官の機能をスムーズに進めるために使われた後、二酸化炭素と水に分解されて体外へ排泄されます。これらの複雑な生体化学反応の過程で、吸い込んだ酸素の約二～三％が活性酸素に変化するといわれています。

本来、人間の体は活性酸素を抑える力を持っていて、若いうちは自分の力だけでも対処することができるようになっています。しかし、加齢とともにしだいにこの力は衰えていきます。人間の老化は二〇歳を過ぎた頃から始まるといわれており、ある程度の年齢を重ねたところで活性酸素を消し去るシステムが働きにくくなり、このときに成人病（生活習慣病）やガンを引き起こすと考えられています。また、環境の悪化がさらに活性酸素を増やす要因にもなっているようです。

さまざまな原因によって体内で過剰になった活性酸素は、体のいたる所で細胞を強力な酸化力で攻撃します。その一つが、遺伝子タンパク質ＤＮＡに傷をつけて細胞に突然変異を誘発（発ガン）すること。二つ目が、細胞膜の不飽和脂肪酸を酸化させて「過酸化脂質」に変えることです（成人病を誘発）。

まず安定を求めた活性酸素は、まわりの分子や原子から電子を奪うのですが、このときに最も狙われやすいのが細胞をつくっている細胞膜です。細胞膜は、タンパク質とリン脂質からできており、リン脂質は脂肪酸とリン酸が結合した物質で、この脂肪酸が活性酸素の電子略奪の餌食になってしまうのです。

それは、細胞膜をつくっている脂肪酸は分子中の炭素原子が二重結合している部分がある不飽和脂肪酸（細胞膜を保護している脂肪分）だからで、二重結合のない飽和脂肪酸に比べて不安定な構造をしているために、活性酸素の標的になってしまうわけです。

活性酸素によって電子を奪われた細胞膜の脂肪酸は酸化され、徐々に過酸化脂質という細胞を傷つけ破壊する有毒物質に変化します。電子を奪われた脂肪酸は、なんとか安定を取り戻そうとして隣の脂肪酸から電子を奪います。そして奪われた脂肪酸は、また隣から電子を奪う、というように互いに電子の奪い合いが起こり、この連鎖反応によって次々に過酸化脂質化が広がっていくというのです。

さらに、この過酸化脂質化は細胞膜だけにはとどまらず、細胞の内部でも起こっているといいます。細胞内では、呼吸で取り入れた酸素を使ってミトコンドリアの中でエネルギーをつくりだしたり、老廃物を細胞外へ出すという働きをしていますが、この作業中にも活性酸素が発生してしまうそうです。

それは、ミトコンドリアの膜もまた、リン脂質でできているからで、活性酸素は細胞核までも標的にしているのです。細胞核が酸化されると、その中にある遺伝子が傷つけられてしまい、そこに記録された遺伝情報が正確に伝わらなくなってしまいます。そうなると、細胞分裂は正常に進まず異常な細胞がつくられていきます。これがガン細胞となるわけですが、ほかにも難病といわれる原因不明の病気を発生させることもあるようです。

このように、体内で必要な酸素や多くの栄養素が活性酸素によって正常に働けなくなるため、細胞がやせて老化現象を引き起こし、また動脈硬化や高血圧、心臓病といった生活習慣病（成人病）をはじめ、さまざまな病気を招くわけです。

活性酸素は、体の根本である細胞を傷めることから「万病の元」といわれるようになったのです。

●活性酸素を発生させる主な要因

現代を象徴した「複合汚染」という言葉が示すとおり、私たちの身のまわりには活性酸素を増やす物質が溢れています。もともと生体を防御するために発生するのが活性酸素ですから、体内に入って「異物」と判断されるようなものが増えれば、当然のことながら活性酸素も増加します。

では、活性酸素を増やすものには何があるのか見ていきましょう。

◇ストレス

ストレスは外的刺激ですから、体は防御反応として筋肉を収縮させて緊張状態となります。このとき、血管も収縮して血液の少ない虚血状態となり、その後、緊張が解けると血流は良くなりますが、そのときに大量の活性酸素が発生するといわれています。

◇アルコール

たしなむ程度のお酒は血液循環を良くし、食欲を増進させ、安眠をもたらしますが、多量になると毒になります。一番ダメージを受けるのが肝臓で、アルコールを分解する際に活性酸素が発生します。

◇タバコ

タバコに含まれるニコチン、タール、ベンツピレン、一酸化炭素などは、体にとってまさに異物ですから、免疫反応として活性酸素が多量に発生します。

◇食品添加物

ハムやソーセージ、かまぼこ、カップ麺といった加工食品、菓子類、清涼飲料水などには保存料や着色料のような添加物、いわゆる合成化学物質が使用されていることがあります。これらの化学物質は、体内に入ると取り除きようがなく、また活性酸素を発生させてしまいます。

◇過酸化脂質の多い食品

冷凍食品、古くなったインスタント食品、スナック菓子、日が経って古くなった天ぷら油などは、酸化している可能性があり、活性酸素の発生源となります。

◇激しい運動

適度な運動は健康にも有効ですが、激しい運動は酸素の消費量が増える分、活性酸素の発生量も増加させます。

◇紫外線

フロンガスによるオゾン層の破壊が深刻な社会問題になっています。これは、シミやソバカスばかりか皮膚ガンの危険さえあります。

◇放射線

レントゲン撮影や放射線治療で放射線を浴びると、活性酸素が発生して遺伝子にも影響を与える可能性があります。

◇環境汚染

ダイオキシン、環境ホルモンなどさまざまな有害物質の発生は、食物の汚染に影響を与えるだけではなく、地球の生態系をも狂わす大きな問題です。また、クルマの排気ガスによる大気汚染も活性酸素を増やしています。

◇残留農薬

虫食いを嫌い、きれいな野菜を求めた結果、除草剤や農薬が頻繁に使われるようになりました。直接口に入れる物ですから、よく洗ってから食べる必要があります。

＊

こんなにも私たちのまわりには、活性酸素の要因がいっぱいです。では、活性酸素から逃れることはできないのでしょうか。

紫外線や環境汚染、ストレスといったものは私たちの努力しだいでは改善の余地もありますが、人間が呼吸をする限り活性酸素をなくすことは不可能です。

しかし、若いときに持っていた対処手段である「サビ止め」（抗酸化物質）を積極的にとることで、活性酸素を抑えることができるのです。

そのほかにも、できるだけ紫外線を避けるようにしたり、活性酸素を凶暴化させるストレスを受けないようにすることで、その発生は抑えられるといいます。

●人間に備わっている抗酸化作用（サビ止め）とは

活性酸素を無害化する物質を抗酸化物質といい、人間にも「酵素」という抗酸化物質が生来備わっています。

酵素とは、体の中で行われるあらゆる化学反応を円滑に進めるための物質で、体内では約三千種類ほどの酵素がそれぞれの役割を果たしているといわれます。例えば、唾液に含まれるアミラーゼはデンプンを消化するための酵素ですし、ペプシンも胃液にあってタンパク質を分解している酵素です。

さて、活性酸素を消す働きのある抗酸化酵素には「スーパーオキサイドディスムターゼ（SOD）」、「カタラーゼ」、「グルタチオンペルオキシターゼ」の三つがあります。中でも

ＳＯＤは、最も大量に発生する活性酸素・スーパーオキサイドラジカルを消去する力を持った酵素です。

これらがどのように働くかというと、まずＳＯＤがスーパーオキサイドラジカルを過酸化水素と酸素分子に分解します。そして血液中にあるカタラーゼが、活性酸素である過酸化水素を酸素分子と水に分解してくれます。さらにグルタチオンペルオキシターゼは血液の中で過酸化水素による赤血球のヘモグロビンや細胞膜の酸化を防ぐという、見事な連携プレーで阻止します。

ＳＯＤは細胞のミトコンドリアで、つまり活性酸素と同じ場所でつくられています。しかも、一秒間に一〇億個のスーパーオキサイドラジカルを分解してしまうほどの能力を持っているそうです。さらに、体内に発生した活性酸素の量に比例して増加するという頼もしい特徴があります。

ところが、残念ながらこのＳＯＤ酵素は加齢とともに減少し、八〇代では分泌されなくなってしまい、これは人間の平均寿命とも一致している点が注目されています。

では、ＳＯＤ酵素以外で活性酸素の酸化力を抑える物質はないのでしょうか。

それが、今話題になっている「抗酸化物質（スカベンジャー）」を含んだ食品です。近年、研究が進んでポリフェノール、ゴマリグナンなどに強力な抗酸化力のあることが分かりました。ほかにも代表的なものにβカロチン、ビタミンC、ビタミンE、カテキン、フラボノンドなどがあります。いずれも植物の色素で、紫外線から逃げられない植物は、自分の中に抗酸化物質を蓄えて酸化を防いでいたのです。

そこで、野菜や果物をたくさん食べることで、私たちの体内に抗酸化物質を取り入れているのですが、残念ながら活性酸素を抑えるだけの量をとることは容易ではありません。なにしろ、肝心の植物自体が汚染されているという問題が起きているのですから、もっと効率の良い確実な方法で抗酸化物質をとる必要に迫られているのです。

●シイタケ菌糸体エキスの抗酸化作用に注目

活性酸素が増加すると、体はサビついてきます。それを阻止するSODも年をとるごとに減少する一方です。SODに代わるさまざまな抗酸化物質も、一つの分子で一個の活性酸素しか中和できないという難点があるため、わずかな量で毎秒一〇億個を中和するSODに比べたら気休めにしかなりません。今、私たちに必要なのはもっと強力なサビ止めではないでしょうか。

そして、このＳＯＤに代わる働きをするのが「シイタケ菌糸体エキス」です。シイタケの効果効能は周知の事実ですが、シイタケ菌糸体エキスはシイタケがつくられる過程でできる優れた成分を培養することによって抽出した、食べるシイタケでは得られないさまざまな作用を獲得しています。

その代表例が、強い抗酸化作用です。エキス中に含まれる変性したリグニンという成分に、その作用があるといわれています。さらに、さまざまな成分が免疫力を高めることによって、その相乗効果で細胞を傷つける因子を排除し、内臓器官や血流が正常に機能するように活性化しています。

ここで、シイタケ菌糸体エキスの多様な薬理作用を見てみましょう。

◇免疫力を高める作用

私たちの体にとって免疫はとても大事で、健康であるということは免疫の働きが活発であることを指しています。病気になるかならないか、なっても軽くすむのか、あるいは難しい病気を克服できるのか、これらすべてのカギを免疫が握っているのです。

さて、シイタケ菌糸体エキスには「β-D-グルカン」という免疫賦活作用のある物質が多量に含まれています。

免疫細胞の中でも最も重要な任務を持った細胞がマクロファージです。この細胞は、外敵に対して強い破壊力を持つうえ、抗原を確認して抗体をつくりやすくする能力を持っており、β-D-グルカンはこのマクロファージのレセプター（受容器）に結合して活性化させています。

また、β-D-グルカンが体内に取り込まれると、マクロファージは刺激を受けてサイトカイン（リンパ球などの機能を高める働きをする）を大量に分泌しはじめます。リンパ球はウイルスなどの外敵を殺す作用を持っていますから、これが増加すればさらに免疫力はアップします。つまり、防衛軍の中核組織であるリンパ球などの活動を活性化させる起爆剤となるのがβ-D-グルカンというわけです。

◇発ガンを抑える作用

シイタケ菌糸体エキスに含まれる「β-D-グルカン」のほか、「アルファマンナンペプチド」、「ヘテログリカン—タンパク質」という成分の相乗効果によって強い抗腫瘍活性を示すことが分かっています。

ガンは、免疫力が低下しているときに起こりやすいことから、免疫機能を高めることでガン細胞を退治しようという治療法が確立され、この免疫療法に一役買っているのがβ-D-グルカンをはじめとする各種成分です。

実際に、病院の臨床現場では数年前から使用されており、ガン細胞の増殖が抑制されたり、消滅したり、また抗ガン剤の副作用が軽減したと実証済みの成分でもあります。

◇肝細胞を保護する作用

肝細胞の膜を強化して肝臓を保護することによって、代謝がスムーズに行えるようにします。

薬物性肝障害やアルコール性肝炎の治療に用いると、シイタケ菌糸体エキスに含まれるさまざまな栄養成分の相乗効果によってGOT・GPTなどの数値が低下するという結果が多くの学会でも発表されています。

GOT・GPTは肝細胞の状態を知る指針となるもので、この数値が下がるということは、肝細胞の破壊が抑えられ快方に向かっていることを意味します。

◇ウイルスの増殖を抑える作用

ウイルスに有効な薬がない現在、体を傷つけることなくウイルスを殺してくれるのは、体内の免疫細胞よりほかにありません。免疫力が高まれば、ウイルスに対抗する抗体がつくられるようになり、ウイルス性肝炎をはじめとするその他のウイルス、例えばインフルエンザなどにも有効であることが分かってきました。

これは、リンパ球を活性化したり、インターフェロンなどの各種免疫刺激物質（サイトカイン）が体内で産生されるようになるからです。

また、エキスに含まれているシイタケ菌糸体が成長する過程で変性したリグニンが、免疫系を介さずに直接ウイルスに作用するとも考えられ、間接的かつ直接的に二段構えでウイルスを封じ込めると思われます。

◇コレステロールを下げる作用

生活習慣病に関連して注目されるのが血液中のコレステロールの量で、これらが血液中に増えると、動脈硬化や循環器系の疾患など生活習慣病を招きやすくなるといわれています。

食べ物から吸収された脂肪や肝臓で合成された脂質は、臓器を保護したり、特に血管壁や赤血球を保護するなど、細胞の生存には不可欠の非常に大切なものですが、コレステロールを多く含む物を食べすぎると、血液中に増えすぎたコレステロールが血管に付着して動脈硬化の原因となり、心筋梗塞や脳梗塞を起こしやすくします。

脂質の中でも特に問題なのが、各細胞にコレステロールを運んでいるＬＤＬです。これが増えると、いわゆるドロドロ血となって動脈壁にコレステロールが溜まり、動脈硬化を促進させることから悪玉コレステロールと呼ばれています。これとは逆に、細胞内の余分なコレステロールを回収して肝臓に運んでくるのがＨＤＬで、これはサラサラ血にすることから善玉コレステロールと呼ばれています。

シイタケ菌糸体エキスには、脂質とタンパク質の結合を阻止してコレステロールの排出量を増加させたり、コレステロールの代謝を促進するエリタデニンという成分が含まれています。このエリタデニンの働きによって、余分なコレステロールが排出された結果、サラサラ血になって血行が良くなり、血圧も安定し、ひいては生活習慣病を改善できるのです。

＊

このように、シイタケ菌糸体エキスには抗酸化作用だけではなく、生活習慣病に対して効果的に作用するさまざまな成分が含まれており、これらの相乗効果によって細胞の一つひとつを強くしていきますから驚異の治癒力を発揮するのです。

そして、さらに『スーパーミネラル』を配合することによって、「シイタケ菌糸体エキス」がよりパワーアップしました。

第2章

シイタケ菌糸体エキスが スーパーミネラルと合体してパワーアップ

●活性酸素を抑えるにはミネラルが必要

活性酸素は動植物の体内で常に発生しているものですから、これをコントロールしないと自分の体までも傷つけてしまいます。そこで酸素に順応した生物が自らを守る手段としてつくりだしたのが、SOD（スーパーオキサイドディスムターゼ）をはじめとする各種の酵素です。SODはスーパーオキサイドという活性酸素を消去しますが、ほかにもさまざまな酵素によって活性酸素が過剰にならないように抑制され、健康のバランスがとれています。

そして、そのSODなどの酵素を活性化させるのに不可欠なのが「ミネラル」だったのです。例えばSODは古くからある酵素で、細菌などの単細胞生物も持っており、これらは鉄やマンガンと結合しています。なんと、細菌もSODによって活性酸素の害から逃れていたのです。

さて、人間の場合は細胞内のミトコンドリアにはマンガン―SOD、細胞質には銅・亜鉛―SOD、というようにミネラルが結合しています。これらのSODは、最も重要な部分である活性部位には必ずミネラル（金属元素）と存在し、マンガン、銅、亜鉛などの金属と結合して活性酸素を消去していたのです。

ＳＯＤだけではなく、過酸化水素を分解して水に変える酵素・カタラーゼは鉄やマンガンと、ペルオキシターゼはセレンというミネラルと結合しています。このように、ＳＯＤなどの酵素が活性化するにはミネラルが必要で、ミネラルがないと働かないのです。

●ミネラルを必要とする酵素

人間の体は約六〇兆個の膨大な細胞で構成されています。そして、その一つひとつの細胞内では、タンパク質や脂質、炭水化物、ビタミンが微妙に作用し合って体に必要な生理的反応を起こしています。

一般に、細胞などの有機体が三六度（体温）程度で素早く反応するためには、どうしても酵素の力を必要とし、ＤＮＡの情報でつくられるタンパク質の多くが酵素なのです。細胞は常に二千〜一万もの酵素をつくって活動しており、酵素が触媒となって肝細胞が解毒の働きをするという具合に細胞が働きます。

触媒というのは、化学反応の前後でそれ自体は変化しませんが、反応の速度を大きく変える物質のことをいいます。例えば、Aという物質とBという物質を混ぜてCという物質をつくるのに、一時間かかるとします。しかし、AとBの混合液にXという物質を加えると一〇分でCができてしまいます。この場合、Xが触媒で、これにあたるのが酵素というわけです。

私たちの体内で起きている触媒は、「一反応一酵素」といわれるほど基質特異性が高いそうです。基質とは、触媒作用を受けて変化を起こす反応物質のことで、特異性とは作用の相手が限定されていることをいいます。つまり、一つの酵素は特定の物質だけに作用して、特定の化学反応を起こさせる能力があるということです。

しかも、このような化学反応を体内では瞬時に行われているのです。実際に、細胞内のリボソーム上で働く数種類のタンパク質合成酵素（アミノ酸を連結するペプチジルトランスフェラーゼ）は、アミノ酸からタンパク質という巨大分子（一次構造）を合成するのにわずか数秒しかかからないといいます。なんと酵素は、人間が一千年以上もかけて行っていることを、一時間で成し遂げてしまうほどの働きをしているのです。

そして、体内にある多数の酵素のうち、約三分の一は確実に金属を分子内部に含んでいるといいますから、やはり金属がないと働かないしくみになっているようです。

私たちの体には一〇万もの遺伝子があり、一つの遺伝子が一つのタンパク質（ほとんどが酵素）をつくっていますが、まだ大部分の遺伝子（酵素）の働きが解明されていませんので、ミネラルのはっきりとした作用も分かっていません。

ただ、遺伝子の働きによって最初に酵素ができ、酵素が働くためにはどうしても金属元素であるミネラルが必要なのは確かなことです。

そこで酵素の働きを活性化させ、シイタケ菌糸体エキスの体内での吸収をさらに高め、細胞に活力を与えるために、触媒となる「スーパーミネラル」が加えられたわけです。

●シイタケ菌糸体エキスにスーパーミネラルをプラスした理由

確かに、シイタケ菌糸体エキスにも抗酸化作用があるほか、さまざまな慢性病に有効な成分がふんだんに含まれています。これでも十分に効果はあるのですが、人には個体差というものがあり、どんなに良い物であっても万人に効くことはありません。また、効いたという人の場合でも、飲用開始から速効的に効果があらわれた人がいれば、数カ月かけてじわじわ効いてきたなど、そのあらわれ方はさまざまです。

これを、単に「個体差」だけで片づけられるものなのか研究を続けた結果、現代人のミネラル不足にその原因の一端があったことを突き止めたのです。

最近、ますます慢性病が増えてきた背景には、先のような環境の悪化に伴う活性酸素やフリーラジカルの増加があります。こうした環境や食生活の変化のために、ミネラル不足となり、その結果ミネラルを必要とする酵素さえも活性が鈍り、過剰な活性酸素をますます処理しきれなくしていたのです。

これでは、いくらシイタケ菌糸体エキスを飲用しても細胞に行き渡りにくく、なおかつ浸透しなければ効果はあらわれません。まず、その細胞に風穴をあける道具が必要で、それがスーパーミネラルだったのです。

これによって、ますますシイタケ菌糸体エキスの効果が高まりました。

●ミネラル不足の現代人

日本の国土は火山が多く、年間降水量も多いため、諸外国に比べてミネラルの含有量が非常に少ないといわれています。

名水といわれるような湧き水などは、長い年月をかけて地下の岩石層を通る間にさまざまなミネラルが溶け込んでいきますが、これとて土壌自体にミネラルが少なければ当然、水に溶け込むミネラルも限られたものになってしまいます。

大地にミネラルが少なければ、そこから育つ野菜や穀物もまたミネラルの少ないものとなります。

特にいわれているのが「戦後の日本の土には力がなくなった」ということで、これは戦後の食糧難を経て日本の畑は連作を強いられ、休む間もなく次の作物を育て続けたせいで畑が疲弊してしまったためと考えられます。そして、そこに追い打ちをかけたのが化学肥料や農薬の大量散布でした。その結果、土地はしだいにやせ細り、ミネラルも失われていったというわけです。

そんな土地から採れる農作物は、三〇年前のものとは比較にならないほどミネラルが減少しているといいます。

ミネラルは自然界に存在する元素ですから、体内でつくることができません。そこで、私たちは食べ物から摂るわけですが、現在の食生活では意識的に摂らない限り慢性的なミネラル不足に陥っていく一方なのです。

ガンをはじめとするさまざまな生活習慣病も、慢性的なミネラル不足の状態が体の生理作用のバランスを崩し、体のあらゆる機能を低下させたことが原因の一つといわれているほどです。

現に一九七八年にはＷＨＯも、「飲料水のミネラル値が低いほど、脳梗塞や狭心症の死亡率が高い」とショッキングな報告をしました。

●なぜミネラルが重要なのか

ミネラルは第三の栄養素といわれ、その重要性が見直されてきてはいますが、栄養学の進んだアメリカでさえ、その全容は解明できていません。それは、元素があまりにも微量すぎて測定やメカニズムの解明が困難を極めるからです。栄養学の中でも最も研究が遅れているのが、この分野といわれています。

しかし、最近ではセレンというミネラルに制ガン効果があるなど、新しい事実も明らかにされてきました。量的には微量でも、ミネラルが欠乏するとさまざまな欠乏症があらわれることも徐々に分かってきました。

本来ミネラルとは岩石を構成する「鉱物」のことをいい、無機質とか灰分ともいわれています。体に必要な五大栄養素（タンパク質、炭水化物、脂質、ビタミン、ミネラル）のうち、ミネラルだけが無機質でほかは有機質です。無機質は炭素を含まない物質のことで火をつけても燃えません。したがって、エネルギーにはならないものです。なのに、私たちの健康を維持するのに必要なものなのです。

ミネラルやビタミンは副栄養素とも呼ばれ、それ自体はカロリーを持っていませんのでエネルギー源にはなりえませんが、酵素が円滑に化学反応を起こせるように触媒の役目を果たしています。酵素は、体内の化学反応を促進する物質で、それ自体は変化したり壊れたりすることはありません。しかし、すべての生命現象に関わっており、一つでも酵素が欠けるとさまざまな病気を引き起こしてしまいます。

まず、ミネラルは体内に入ると酵素と出合ってイオン化します。酵素は、このイオン化したミネラルの助けを借りて初めて、本来の仕事である体内での化学変化を起こすことができるのです。そこでミネラルは、このように酵素の働きを助けることから「補酵素」とも呼ばれています。

また、ミネラルはビタミンの摂取になくてはならないものでもあります。ビタミンは、ミネラルの力によって生体に入っていきますから、どんなにビタミンを摂ろうとも、ミネラルがなければ機能が果たせず、吸収されることもできません。

このようにミネラルは、いわば体の潤滑油のようなものですから、毎日の健康を維持するためには、たとえ微量であっても欠かせないものなのです。

現在、一〇三元素のミネラル（微量元素）の存在が認められており、体内にはそのうち約六〇前後のミネラルがあるといわれています。中でも体にどうしても欠かせない元素を必須ミネラルといって、これは一六元素あります。（二〇元素とすることもありますが、その場合ヨードやフッ素などの金属元素に該当しないものも含まれています）

これらの必須ミネラルは、人間の成長や生命活動を維持するのに不可欠で、どれが欠けても欠乏症が起こり、場合によっては生命に関わることさえあります。しかし、このほかのミネラルについてはほとんど解明されていませんので、今後さらに必須とされる元素が増える可能性は大いにあります。

そこで、現在必須とされている一六のミネラルの働きを挙げておきましょう。

【カルシウム】

カルシウムはタンパク質、糖質、脂質の次に必要な成分といわれ、体内の構成成分の三〜四％を占めています。カルシウムが骨をつくることはご存じのとおりですが、骨の中でも硬い部分ではなく、軟らかい部分を形成していることは知られていません。この軟らかな部分は骨髄といって血液中の赤血球を製造しており、カルシウムはこの造血作業になくてはならない働きをします。そして、体に有害なアルミニウム、鉛、リン酸などを体外に排除しています。

また、糖分をエネルギーに変えるときにも多量に消費されます。それは、糖分がエネルギーに変わるためには燃焼という工程が必要で、その燃焼の触媒の役目を果たしているからです。

カルシウムはマグネシウム、カリウム、鉄などとの相互作用によってその働きが強化されますから、他のミネラルもバランスよく摂ることが大切です。

〈体への主な作用〉

①骨や歯をつくる。

②心臓の働きを正常に保つ。
③神経、精神の興奮を鎮める。
④筋肉の動きをスムーズにする。
⑤血液の凝固作用を持つ。
⑥ある種の酵素の働きを活発にし、体内の水分量を調節する。

〈欠乏すると〉

くる病、骨軟化症、骨粗鬆症、発育不良、関節炎、高血圧、動脈硬化、血液の凝固性不全、不眠症、神経症、動悸など。

【マグネシウム】

マグネシウムは、カルシウムと並んでミネラルバランスを整える大本ともいえるミネラルです。細胞が古くなると、それに対応してマグネシウムの含有量も減少することが知られているほか、カルシウムとカリウムの正常代謝と、カルシウムを骨から取り出す作用にも必要となります。

また、血液中の糖分がエネルギーに変わる際にも重要な役目を果たしています。そして骨、肝臓、筋肉に必要とされ、細胞内の浸透圧、体内の酸・アルカリのバランス、体温調節などに関わっているといわれ、不足すると刺激に対する神経反応が高まるため、心悸亢進や血管の拡張を引き起こし、心臓病の原因にもなります。

さらに、コレステロールの沈着を防いだり、糖尿病を予防するほか、カルシウムと一緒になってトランキライザー（精神安定剤）の働きをするため、ストレス社会には欠かせないミネラルでもあります。

〈体への主な作用〉

①循環器系の健康を増進し、心臓発作を予防する。
②歯を丈夫にする。
③カルシウムの沈着、腎臓結石、胆石を防ぐ。
④消化不良を緩和する。
⑤抗ストレス性が高く、うつ病を防ぐ。

〈欠乏すると〉

筋肉のコリ・けいれん、情緒不安定、狭心症、心筋梗塞、腎不全、動脈硬化、血栓症、白血病、ガンなど。

【亜鉛】

亜鉛は排出されやすいうえに、食品中に含まれていても加工途中でほとんど失われてしまうため、摂取しにくいミネラルです。その働きはよく交通巡査にたとえられ、体内の一連の作用が円滑に流れるように、また酵素のシステムと細胞の働きが正常に維持されるように交通整理をする役目をしています。それというのも、亜鉛の主たる働きは酵素活性であり、体内の亜鉛酵素は八〇以上もあるといわれるからで、中には生命の源である核酸をつくるための酵素も含まれています。

肝臓、膵臓、腎臓、骨など体内に幅広く分布し、タンパク質を合成する働きをしています。血糖値を調整するインスリンの成分でもあり、血液の状態を安定させ、体の酸・アルカリのバランスを維持します。

男性にとっては前立腺の働きを正常化する作用があり、生殖行動に大きな影響を与えます。また、DNAの合成や脳の機能にとっても不可欠であることが分かっています。

そして、亜鉛には拮抗作用というものがあり、水銀に含まれるカドミウムを一緒に排泄するという解毒作用もあります。

〈体への主な作用〉

①傷を治す。
②味覚の正常化。
③コレステロールの沈着を防ぐ。
④不妊治療や前立腺障害の治療に有効。
⑤成長を促進する。
⑥精神障害の治療に効果がある。

〈欠乏すると〉

発育不全、前立腺肥大、動脈硬化、性機能不全、白血病、ガン、心筋梗塞など。

【ナトリウム】

ナトリウムは、カリウムと一緒に発見されました。この二つのミネラルの間には非常に深い関係があります。二つが一緒になって体の水分バランスを調整し、心拍のリズムを正常に保つ（ナトリウムは細胞の外部で、カリウムは細胞の内部で働く）といった、体液のホメオスタシス（恒常性）機能の働きに貢献しているからです。

ナトリウムを多く摂りすぎるとカリウムは減少します。この両者の間ではバランスが大事で、崩れると神経や筋肉の機能が損なわれてしまいます。ナトリウムはカルシウムや他のミネラルが血液に溶け込むのを助けますが、多量の摂取は高血圧の原因になります。

〈体への主な作用〉

①極度の疲労や日射病を予防する。
②神経の伝達をスムーズにする。
③筋肉の機能を正常にする。

〈欠乏すると〉

吐き気、めまい、筋肉低下、呼吸不全、副腎機能低下、心臓疾患、腎臓疾患、気管支喘息、ネフローゼなど。

【カリウム】

ナトリウム同様、細胞の機能を高めます。ナトリウムと一緒になって体の水分調節をしたり、電解質や血液中の酸・アルカリのバランスをとります。特に重要なのが、筋肉の収縮および神経の刺激伝達という働きで、血液中のカリウム濃度が高くなると心臓が停止するといった命に直結したミネラルなのです。また、低血糖症や激しい下痢、精神的なストレスはカリウムを減少させます。

〈体への主な作用〉

①体内の老廃物の除去を助ける。

②血圧を下げる。

③アレルギーの治療に効果がある。

〈欠乏すると〉

浮腫、下半身不随、低血糖症、心臓発作など。ナトリウムの多量摂取はカリウムの減少を招き、腎臓病を起こす。

【マンガン】

タンパク質、炭水化物、脂質を吸収する酵素を活性化したり、血液を生成しています。また、筋肉や骨、神経を強くし、下垂体の機能を高めます。

そして、脂肪肝を防ぐ働きのあるコリン（ビタミンB複合体の一種）の生成にも関与しています。

〈体への主な作用〉

①疲労を取る。

②骨粗鬆症を予防する。

③神経のイライラを鎮める。

④記憶力を高める。

〈欠乏すると〉

運動失調、発育不全、骨の退化、性ホルモン合成能力低下や生殖腺機能障害、紅斑病、筋無力症、動脈硬化など。

【リン】

リンは、遺伝子である核酸とエネルギーであるＡＴＰ（アデノシン三リン酸）の主成分であり、さらに細胞膜もリンを含んだ脂質が使われています。こうしてみるとリンは、生命に近い存在ともいえます。

体のあらゆる細胞の中に存在して骨や歯をつくったり、筋肉を興奮させる働きをしていますが、その働きを適切に機能させるためには、カルシウムとビタミンＤが不可欠です。

特にカルシウムとの関係は深く、カルシウムと結合してエネルギーの代謝を行ったり、体の酸・アルカリのバランスを保っています。カルシウムとの関係は体内で常に二対一の関係（カルシウムが二）でなくてはならず、これよりもリンが多いと体液は酸性に傾いてしまいます。

リンは、ほとんどの生理的化学反応に関わり、心臓や腎臓の機能を助けています。

〈体への主な作用〉

①脂肪と炭水化物の代謝を促しエネルギーに変える。
②歯と歯ぐきを健康にする。
③体の発育を助ける。

〈欠乏すると〉

骨軟化症、骨の石灰化遅延、発育不全、くる病、歯槽膿漏など。

【鉄】

鉄は、赤血球のヘモグロビン、ミオグロビンなどの色素やある種の酵素をつくるのに欠かせません。ヘモグロビンは酸素を体中に運搬する働きがあり、生体には絶対不可欠のものです。また、ビタミンBの代謝にも関与しています。
他のミネラルと異なり鉄は、必要な量だけ吸収され、過剰に摂取した分は排出されるためほとんど問題はありませんが、女性の場合は生理による出血があるため、男性の二倍の鉄が必要といわれています。

〈体への主な作用〉

①病気に対する抵抗力をつける。
②疲労を防ぐ。
③皮膚の血色を良くする。
④鉄欠乏性の貧血を予防、治癒する。

〈欠乏すると〉

鉄欠乏性貧血。

【銅】

銅は、体内の鉄をヘモグロビンに転換する際に必要となる成分です。また、細胞が生きていくのに必要な酵素・シトクロムに鉄と銅が使われています。そのほかリボ核酸、骨、脳、神経、結合組織、色素などの生成やビタミンCの吸収に関与しているともいわれています。

ただし、過剰摂取は精神障害をきたす可能性があり、タバコやピルなどに含まれていますから愛用者は注意する必要があります。

〈体への主な作用〉

①鉄の吸収率を良くすることでエネルギーを高める。
②脂質代謝を助ける。

〈欠乏すると〉

貧血症、浮腫、骨格欠落、心臓障害、動脈硬化、胃腸障害、中枢神経異常など。

【セレン】

セレンは一般に知られていませんが、身近なところで使われている金属元素です。例えばカメラの露出計、街路灯の自動点滅装置、光センサーといったハイテク産業を支えています。

人体にとっては活性酸素を抑え制ガン効果があることで、にわかに脚光を浴びてきたミネラルです。実際に、セレンによるガン治療がアメリカでは行われているようです。

セレンはビタミンEの機能を助け、組織の皮膜を保護します。ビタミンEもセレンも抗酸化物質であり、酸化による組織の硬化や老化を予防します。

男性では体内のセレンの半分が睾丸と前立腺に集中し、精子の増量に一役買っていますが、精液と一緒に外に出てしまうため、女性以上に多くのセレンを必要とします。

〈体への主な作用〉

①免疫力を高める。

②ある種の発ガン性物質を抑える。

③抗炎症作用。

④心筋梗塞、高血圧を予防する。

〈欠乏すると〉

肝細胞の壊死、筋肉の退化、血中コレステロールの増加、不妊症、精力減退など。

【モリブデン】

モリブデンはアルデヒドオキシターゼ、キサンチンオキシターゼなどの酵素の必須成分で、最も原始的な生物から人間にいたるまで、すべての生物にとって必要なミネラルです。その働きは体が鉄を使うときに必要な酵素を構成し、炭水化物や脂肪の代謝を助けるといわれています。

〈体への主な作用〉

①貧血を予防する。

②全般的に健康状態を維持する。

〈欠乏すると〉

現在のところ不明。

【ニッケル】

核酸の安定に関与しているほか、細胞膜の構造や肝臓、心臓、生殖機能などにも関わりがあるといわれています。

〈体への主な作用〉

①心臓、肝機能の維持。

〈欠乏すると〉

腸の吸収障害、心筋梗塞、脳卒中、肝硬変など。

【クロム】

クロムには三価クロムと六価クロムがありますが、人体に必要なのは三価クロムのほうです（六価クロムは毒性元素）。クロムは低濃度ですが肝臓や腎臓をはじめ血液、脾臓などに広く分布し、インスリンとともに糖の代謝を行ったり、タンパク質の運搬を助けています。また、血清中のコレステロールの恒常性を保つ働きがあるといわれていますが、体内のクロムは加齢とともに減少していきます。

〈体への主な作用〉

①血圧を下げる。
②糖尿病を予防する。

〈欠乏すると〉

動脈硬化、糖尿病など。

【リチウム】

過剰になったナトリウムの代謝に関与して、自律神経組織、不随神経組織の機能に関わるといわれています。また、カリウム、マグネシウムの働きに影響し、不足するとこれらのミネラルバランスを崩します。

〈体への主な作用〉

①神経機能の維持。

〈欠乏すると〉

神経・精神障害、そううつ病など。

【コバルト】

ビタミンB_{12}（コバラミン）を構成するミネラルで、生体内でビタミンB_{12}に転換されて初めてその機能を果たすことができます。また、ヘモグロビンづくりや神経細胞の防御にも関与しています。

〈体への主な作用〉

①貧血を防ぐ。

〈欠乏すると〉

貧血症。

【バナジウム】

聞き慣れないこのミネラルは、血中コレステロールの増加を防ぐ働きがあることが分かっています。

〈体への主な作用〉

①心臓発作を予防する手助け。

〈欠乏すると〉

脂肪代謝異常、成長障害。

●ただミネラルを摂ったのでは欠乏症は治らない

さて、ミネラル欠乏症にならないようにバランス食を心がけ、不足分をサプリメントなどで補えば健康を取り戻せるのでしょうか。答えはノーです。

それは、欠乏症のほとんどが代謝異常によるものだからです。体内の物質代謝やエネルギー代謝には必ず酵素が関係していて、欠乏している金属などの無機質はその酵素に関わっている可能性が非常に高いのです。つまり、「ミネラル（金属などの無機質）の欠乏は酵素の活性を低下させ、代謝異常を起こす、そして病的な症状があらわれる」と考えられるので、本当の原因は酵素にあり、ミネラルバランスが崩れてしまった体液の中では酵素は能力を発揮できないということになるのです。

実際に、欠乏したミネラルを補っても酵素の活性は見られません。これは、ミネラルの分子レベルの大きさに関係しているものと考えられます。微量元素というくらい、わずかな量で全身に大きな作用をもたらすところをみると、量の問題ではなく、その大きさや状態が大事なのだと思われます。つまり、活性化された状態で摂らなければ、銅をはじめとする金属はそれを必要とする酵素と結合できないし、酵素以外での役割、例えばタンパク質その他の高分子の構造を保つなどといった役割を果たせないのではないかと推測できるのです。

したがって、どのような状態のミネラルを摂るかが重要となるわけです。

私たちの体内には、約三千種類の酵素があるといわれ、これらがさまざまな代謝を担っており、このうちの三分の一がミネラルと結合した酵素といわれています。これを、たった数種類のサプリメントで補うのは、どだい無理なことです。

そこで登場したのが「スーパーミネラル」という、一般のミネラルの作用を超えたミネラルというわけです。

●スーパーミネラルって何？

スーパーミネラルは、イオン化した多数の金属元素（ミネラル）をバランスよく含んだ溶液のことで、一般にいわれているミネラルとは性質が異なったものです。そして、従来の栄養学的なとらえ方では説明のつかない薬理効果が確認できたため、ほかとは区別する意味で「スーパーミネラル」と呼んでいます。

分かりやすくいうと、生命体誕生のキーポイントとなった原始海水と同じ構造を持った水ということです。

人間の体液が海水と同じ成分比率であることは知られていますが、ではなぜ岩石のミネラルが海水や生命体の体内に含まれるようになったのでしょう。

ここで、三十数億年前の地球を想像してみましょう。……太陽の光（紫外線）が降り注ぎ、原始大気（当時の空気と考えられる）に包まれる中、激しい地殻変動と火山活動を繰り返す大陸、そしてそれを叩く激しい雨が流れ込む海……、これが当時の地球の姿と考えられます。このとき、大陸を激しく洗っていた雨によって、また海底火山の噴火によって大陸を構成する成分（ミネラル）が海に溶け込んでいったものと考えられます。

そして、その海から誕生した名残として、今でも生命体の体内には海と同じ成分であるミネラルが残っていると思われます。

しかし、一般のミネラルウォーターには岩石の成分がすべてバランスよく溶け込んでいるわけではありません。人体に無害かつ必要なものほど水には溶けないのです。逆に、水に溶けないからこそ無害ともいえるわけですが、岩石を砕いて飲んだところで排泄されるだけなのです。

そこで、「溶液ができたら果たしてどのような作用を及ぼすのか」と考えるのが科学というもので、ある科学者が研究を重ねた結果につくりだしたのが「スーパーミネラル」です。

当時は、その優れた浄化力から汚染の激しい河川にまいて水をきれいにするという工業用として、あるいは農地にまいて土を活性化して農作物を強くするといった農業用として使用されていましたが、あまりに見事な作物が採れたことで「人も元気になるのでは」と試したところ、「病気が改善した」との報告が寄せられたのです。

つまり、触媒能力の高い「スーパーミネラル」が生物の酵素の活性を高めたというわけです。ところが、ミネラルや酵素に関しての研究は世界的にも遅れており、どうして病気が改善するのか、そのしくみが解明できていません。したがって、結果が先行してその裏付けが後追いの形になっているのが現状です。

これが明らかになるのは、おそらく二一世紀の中頃であろうといわれています。

●スーパーミネラルの特徴

①豊富なミネラルがバランスよく含まれている

スーパーミネラルには多数のミネラル、つまり未だ作用は解明できていないけれど、体内に存在するとされる微量な金属までもバランスよく含まれています。中でも一般のミネラルウォーターなどには入っていないゲルマニウム、セレン、チタン、タングステン、バナジウム等の金属元素（ミネラル）が全身の細胞にくまなく行き渡って活性化し、免疫力を高めています。特にチタンとバナジウムの量が多く、これらがいろいろな病気に効果を発揮していると思われるのです。

チタンは、皆さんもご存じのように金属界のスーパースター的存在です。アルミニウムのように軽く、しかもはるかに耐熱性に優れ、かつ硬いことでロケットの材料に使われるなど、各産業を支えています。また、人体に害がなく、腐食しにくい性質を持っていることから人工骨として使われたり、歯科治療の際の詰め物としても使われています。

しかし、生体内での作用については分かっていません。ただ、二酸化チタンの粒子を適当な形や大きさにすると紫外線を散乱させることができるので、紫外線予防の化粧品には使用されています。

そしてバナジウムも、ラットやヒヨコの場合は不足すると成長が遅れたり、生殖機能が衰えることは分かっていますが、人体にはあまりにも量が少ないため必須かどうかは分かっていません。それでも、最近の研究で血糖値が正常になる可能性が見えはじめ、糖尿病治療に有効な成分ではないかと期待が寄せられています。それは、バナジウムがどうやらインスリンの代わりの役目を果たすらしいのです。

このように、必須ミネラル以外の金属元素についての作用は解明されていない部分が多いため、スーパーミネラルの効果効能も「結果ありき」といわざるを得ません。

しかし、水に溶けて吸収されるとさまざまな症状が改善されることから、かなりの数の酵素の働きを高めているに違いないことが推測できるのです。酵素の働きを高めるから遺伝子が正常に働き、その結果あらゆる病気が快方に向かうということです。

さらに、摂取されたチタン、バナジウム等が体内で他のさまざまな金属元素の代用をして不足を補うことで、いろいろな酵素が正常に働くとも考えられています。

②イオン化した状態で含まれている

二つ目の大きな特徴は、これらの金属元素（ミネラル）が「完全にイオン化した状態」で含まれている点にあります。ミネラルは体内に取り込まれるだけでは十分な働きをしません。効率よく吸収されて体内で活躍するためには、水に溶けて「イオン化」されることが必要で、これによってミネラルバランスを維持したり、全身に神経伝達をしているのです。

イオン化というのは、無機化合物が水に溶けたとき、その一部が電気的に分離してプラスやマイナスの性質を帯び、分かれて存在する状態をいいます。つまり、完全に溶解しているということです。これによって体内でいろいろな電気信号（神経伝達）のやり取りが行われるわけです。

私たちの約六〇兆個の細胞はそれぞれが細胞膜で包まれていて、その膜を通して栄養を吸収したり、老廃物を排出したりしています。細胞は電気的には、外側がプラスで内側がマイナスイオンを帯びています。このバランスがとれているときには細胞も活発に働くのですが、細胞の内側にプラスが多くなると栄養の吸収も、老廃物の排出もうまく行われなくなり、細胞自体の生理機能も低下してきます。

また、細胞に栄養分や酸素を送っている血液にもプラスとマイナスがあり、このバランスが崩れるとさまざまな影響が出てきます。血液中にマイナスイオンが多くなると、イオン化したナトリウムやカルシウムの量が増え、酸性化した血液を弱アルカリ性にします。血液は、酸性化すると粘り気のある状態となって流れが悪くなり細胞を酸化させ、弱アルカリ性の血液はサラサラして流れが良く全身の細胞の働きも良くなります。

このように、私たちの細胞の一つひとつがいろいろな生理作用を行ってバランスをとっているわけですが、すべてイオン化（溶解していて分子が小さい）されていないと細胞膜を通過することができません。

しかしスーパーミネラルは、完全にイオン化されていますから細胞や体液に広く浸透し、さまざまな生理作用が行えるのです。

そしてこれが、健康を左右する新陳代謝を活発にするということなのです。

③体に吸収されやすい

スーパーミネラルを水に入れると、水分子のクラスター（水分子の集団）が小さくなります。これによって細胞膜の通過が良くなり、非常に浸透性が高くなるのです。

水は、単独の分子で存在しているわけではありません。いくつかの分子が水素結合によって、まとまった状態で存在しています。その分子集団をクラスターといいますが、活性化された水は五〜六個の分子でクラスターを形成しており、この状態のときに分子活動は最も盛んに行われるといわれています。

ところが、水に塩素や重金属などの不純物が含まれていると、これらがクラスターに入り込んで数十個の分子集団を形成していきます。こうなると水分子の活動は抑制され、飲んでもマズイうえ、細胞内への浸透力も低下してしまいます。水道水がおいしくないのは塩素処理されているだけではなく、クラスターの大きさも関係していたのです。

普通、水道水はそんなにたくさん飲めませんし、飲みすぎるとお腹がタプタプします。これは、水道水の浸透性が低くて体に吸収されにくいからだったのです。

水道水などの水分子のクラスターが一五～一六個の分子で動いているのに対し、スーパーミネラルを加えた水は分子がバラバラになって包み込んでいた不要な有機物を排出したうえ、ミネラルを取り込んで五～六個となります。これによって活発に動けるのです。

このように水の浸透性が高くなった結果、細胞膜も通過しやすくなり、体に吸収されやすくなるというわけです。そうなれば細胞自体への浸透性も高まり、細胞の奥まで入りやすくなって細胞の恒常性機能（ホメオスタシス）も刺激され、新陳代謝が活発になるのです。

これは、病気あるいは老化によって通過できなくなっていた細胞膜でも、小さいクラスターなら入れることを意味しています。細胞を活性化するには、細胞内に水が入らなければなりません。スーパーミネラルを含んだ水はクラスターが小さいうえ、いろいろなミネラルがイオン化していますから、そっくりそのまま細胞の深部に入り込み、ミネラルの力によって細胞を活性化させ、おまけに細胞内の老廃物も持って出てくることができるのです。

さらに、酵素の活性までも高めるからこそ全身に作用して、あらゆる病を回復に導くのです。

●スーパーミネラルはシイタケ菌糸体エキスを運ぶ乗り物

「水溶性シイタケ菌糸体エキス」は、液状になっています。それは、スーパーミネラルの特徴を生かしてシイタケ菌糸体エキスをさらに細胞に浸透させるためで、いわば乗り物の役目をしています。しかも、胃で分解されることなく腸管で確実に吸収されるので、速効性が出てきました。多くの方が飲用開始から平均一〇日ほどで体調の変化を実感しているのもそのためです。

酵素（タンパク質）を体内に取り入れるには、腸から吸収させて血液に溶け込ませる必要があるのですが、スーパーミネラルによって分子量が小さくなったシイタケ菌糸体エキスは胃での分解を受けずに腸まで届きます。これによって細胞でつくられる自前の酵素ばかりか、腸内の常在細菌が人体に提供している数千種類の酵素をも活性化します。

人体の水、すなわち体液が酸素や栄養分を全身に運ぶのは、物質を溶かして運搬する水の特性を利用したもので、水は一時間足らずで人体を一周してしまいます。それにうまく乗った水溶性シイタケ菌糸体エキスは、腸でまず常在細菌の酵素を活性化し、その後、小腸で吸収されて門脈へ入り肝臓に到達します。人体で最も多くの酵素をつくっている肝細胞で酵素の活性を高めた後、心臓へ送られます。そして、そこから全身へ回り、毛細血管から組織間液に入ってすべての細胞に行き渡るというしくみです。

さらに、細胞でそれぞれの酵素に必要な成分を手渡して活性化した後は、リンパや毛細血管へと戻ります。

こうして体内のあらゆる場所で細胞に作用して、自然治癒力を強化していると思われるのです。

第3章

水溶性シイタケ菌糸体エキスの絶大な効果

●水溶性シイタケ菌糸体エキスで病気が改善するのはなぜ？

私たちの体は、さまざまな要素がバランスを取り合って健康を維持しています。ミネラルバランスのほかに、自律神経の交感神経と副交感神経、血液の酸・アルカリの状態、善玉コレステロールと悪玉コレステロール、腸内細菌の善玉菌と悪玉菌というように、多くのバランス調整がとれて初めて健康といえるのです。

しかし、そのバランスが崩れて悪い方に傾いても、それを調節する働きを体には備わっています。その力が生体恒常性維持能力（ホメオスタシス）といわれる機能で、ちょうど起き上がり小法師のように、倒れても底にある重りの力によって起き上がってくるわけです。そして、その起き上がる能力が健康状態で、重りにあたるのが免疫力です。

つまり、重りが重いほど倒れにくくなり、また大きく倒れてもすぐに元に戻るというしくみです。したがって、この維持能力が低下する、すなわち重りが軽いとバランス調整が大きく崩れて体調不良を引き起こし、ウイルスなどの病原菌に侵されやすくなって病気を招いてしまうのです。

そうならないように私たちは日頃から健康に気を遣っているわけですが、多くのバランスをとらなければならないのに、一つや二つの効果しかないものを取り入れているから回復しないのです。例えば、血圧が高い、頭痛がする、体が冷えるといった症状は、原因が一つというわけではなく、免疫系・神経系・血管系・内分泌系・代謝系すべてが関わって連動しているからです。いくら休養をとっても、栄養を摂っても、運動をしても改善しないのがその証拠です。

本当の改善法とは、その崩れたバランスを元に戻して、幅広く体の調子を整えてくれるものなのです。

その意味で「水溶性シイタケ菌糸体エキス」にはさまざまな成分が含まれており、それらが複合体となって作用し合い、相乗効果を発揮しているからこそ、驚異的な回復がみられるのです。

その効果の一つが、前章のように体内のあらゆる場所で酵素活性を高め、約六〇兆個の細胞一つひとつに活力を与えたことで、自然治癒力が強化されたためと考えられます。

そして、人体の七割を占める水分の性質を変える（水分子のクラスターが小さくなったことでミネラルバランスが整い、細胞が栄養分を吸収しやすい状態となる）ことによって細胞全体が正常な秩序を回復したためと思われます。

例えば、ガン細胞の中の水（細胞内液）は正常細胞の水よりも運動速度が速くなっている（そのため病気の進行が早い）といわれ、これは明らかにガン細胞の主成分が異常な水だといえるのです。それなら、増殖に必要な成分である異常な水の供給を断てば良いはずです。実際に、「水溶性シイタケ菌糸体エキス」でガンが改善しているということは、水分が正常化されたうえ、それによって浸透性が良くなったシイタケ菌糸体エキスの成分が十分に作用した結果、細胞のガン化をくい止めることができたと考えられます。

また、活性酸素を無害化することで血行が良くなり、十分な栄養吸収ができるようになったことで細胞が蘇ったせいだともいえるでしょう。栄養を全身に運ぶのが血管を流れる血液です。ところが、血液の流れを邪魔するだけではなく血管を傷つけ、さまざまな病気の芽となるのが活性酸素。これを取り去ることで各機能が正常に働くようになった結果、新陳代謝が活発になって健康を回復したとも考えられます。

そして、老廃物の排出がスムーズに行われる点も大きいのではないでしょうか。水には過剰な物質や、ある種の性質を持つ物質を沈殿させたり、跳ね返す力があります。これは浄化能力ともいえるもので、シイタケ菌糸体エキスが液状になったからこそ高まった作用といえます。

●自然治癒力（免疫力）を高めて細胞から元気に

今、免疫システムの中でも特に重要視されているのが「腸管免疫」です。

腸管は、食べ物を消化吸収するところと思われていますが、単なる消化器官ではなく免疫器官としても重要な役割を果たしている臓器なのです。

それは、口から食べ物と一緒に入ってくる病原菌やウイルスなどの侵入物に対して防御する、最前線の場所でもあります。なぜなら、消化器官は内臓であるにもかかわらず、食べ物を通して外界と接触している最も危険な感染箇所だからです。胃液によってほとんどの細菌類は排除できますが、この壁を突破して侵入してきた敵を迎え撃つのが腸管免疫です。ここでくい止めなければ病原体は全身へと広がり、「感染」ということになってしまいますから強力な部隊が組まれています。一説によると、小腸の一部である回腸に免疫細胞の七割が集中しているともいわれています。

また、腸自体の免疫システムのほかに、腸内の常在細菌が腸内環境を整えています。

さて、「水溶性シイタケ菌糸体エキス」は、腸内の免疫細胞や常在細菌を活性化して十分な栄養吸収が行えるように働きかけます。液状になったことで成分の分子も小さくなり、細胞内に簡単に入れるようになりましたからβ-D-グルカンが直接的に作用することができます。

このほか、スーパーミネラルにはセレンなど免疫力を高める作用を持った元素も多数含まれていますので、それらの相乗効果で免疫細胞を強化するとともに、腸内バリアをつくって病原体の侵入を阻止します。

免疫力が低下しているときに、すべての病気を発症させることから、病気にならない強い体につくり変えるうえでも免疫力を高めることは大切です。

●活性酸素を取り去ってガン細胞の増殖を抑える

私たちの体の中では新陳代謝が行われ、毎日数億個という新しい細胞が生まれ、古くなった細胞がはがれ落ちています。この細胞の再生過程で突然変異が起きたのがガンです。普通、体内では毎日六千個もの細胞がガン化しているといわれ、それでもガンにならないのは、ガン細胞をガン化させずに殺してしまう働きを私たちは持っているからなのです。これが、免疫システムです。

ガン治療に免疫療法があるように、免疫力はガンに限らずすべての病気に関わっていますので、免疫細胞をいかに活性化するかが健康のカギとなります。

また、ガンの原因といわれる活性酸素を取り去ることも忘れてはなりません。

シイタケ菌糸体エキスには、もともと免疫力を高めたり、ガンを抑制したり、酸化を防ぐといった作用があり、かなり強力に働くことが長年の研究で分かっています。

ところが、スーパーミネラルを加えたことでミネラルバランスが整い、細胞が成分を取り込みやすい環境ができあがった結果、これらの作用がますます活性化されたのです。

特に、スーパーミネラルに溶け込んでいるセレン、ゲルマニウム、鉄、亜鉛、銅、マンガンといった金属元素に細胞の酸化を防いだり、制ガン作用があることから、これらが有効に働いたのではないでしょうか。

●酵素活性を高めて肝細胞を保護

体内で最も過酷な作業を昼夜問わず黙々と行っている肝臓。解毒作用や代謝など、環境の悪化でますますその働きは重労働になっています。「肝心要」というくらいですから、肝細胞の強化は健康への近道ともいえます。

私たちが食べた物は、胃や腸で消化吸収された後、肝臓に運ばれて五〇〇種類以上の物質に化学処理され、そこで初めて有効な栄養に変化してエネルギー源となるわけです。その後、血液に乗って全身に運ばれるので、この化学処理がスムーズに行われるようにすることが何より必要です。

スーパーミネラルには「酵素活性を高める」という最大の作用があり、その酵素の多くが肝臓でつくられているのですから、「水溶性シイタケ菌糸体エキス」の力をフルに発揮できるのが肝臓といえます。

まず、活性酸素をはじめとするさまざまな有害物質を排除しますので、解毒する作業がラクになります。そして、肝細胞の膜を通って細胞内へ確実に栄養分を届け、たくさんの酵素を活性化し、細胞膜自体も強化します。これによって代謝がスムーズに行われ、いろいろな要因で壊されていく肝細胞に対して、急ピッチで新しい細胞が再生されるようになります。

また、スーパーミネラルに含まれているマグネシウムには肝臓を丈夫にしてアルコール性肝炎を防ぐ作用が、モリブデンには肝臓の機能を正常に保つ作用が、亜鉛にはいろいろな酵素の働きを助ける作用があるほか、さまざまなミネラル成分が働いて肝臓を守っていると思われます。

●インターフェロンを産出してウイルスの増殖を抑える

免疫力が低下しているときにウイルス感染を起こしやすいので、日頃から免疫力を高めておくことが大切です。

ところが、スーパーミネラルにはウイルスの増殖を抑える作用を持つ成分も含まれており、特にゲルマニウムにはインターフェロンを産出する作用やウイルス性肝炎を改善する作用があるほか、肝細胞を強化するさまざまな成分が溶け込んでいますので、シイタケ菌糸体エキスの効果を最大限に引き出したうえ、相乗効果でウイルスを抑えていきます。

中でもインターフェロンを必要とするB型肝炎やC型肝炎には効果的に作用して確実に快方に導いています。

●生活習慣病の原因となるコレステロールを下げる

人間は年をとると体内の水分量が失われ、血液がドロドロと粘りがちになります。すると血行が悪くなって血管が詰まり、動脈硬化の引き金にもなります。

動脈硬化は老化現象といえますが、ほかにも高コレステロール、高血圧、喫煙、ストレス、糖尿病、肥満、運動不足なども原因とされていますので、危険因子は取り除くに越したことはありません。

中でもコレステロールは飽食の時代といわれる現代において、天敵のような存在です。現在では日本人の摂取エネルギーの二六・五%の割合を脂質エネルギーが占めており、これは戦前の日本人の脂肪摂取量の四倍にもなっています。

脂質、特に動物性脂肪のとりすぎは、コレステロールや中性脂肪の増加を招き、ひいては動脈硬化によって血流障害を起こす病気（脳梗塞や心筋梗塞など）を引き起こしかねません。

そこで、食生活を見直すのは当然ですが、ドロドロ血にならないようにする対策も急務といえます。

「水溶性シイタケ菌糸体エキス」には、コレステロールの代謝を促進するエリタデニンという成分のほかに、銅と鉄（両方が揃わないと作用しない）、バナジウム、マンガン、クロム、ケイ素などのミネラルが複合体となって脂肪を燃焼させています。

●活性酸素を撃退して細胞の酸化を防ぐ

適量であれば体内に侵入した病原体に免疫細胞が集中して大量の酸素を消費し、活性酸素をつくって病原体を撃退してくれるのですが、異常に増えると体内の正常組織を次々に攻撃して酸化させ、あらゆる病気の元凶となってしまう活性酸素。

この暴れん坊をどうなだめるかが、老化と病気予防につながってきます。

「水溶性シイタケ菌糸体エキス」には、抗酸化作用のある成分がふんだんに含まれていますので、これが何よりの強みといえるところです。まず変性したリグニンに強い抗酸化力があるうえ、スーパーミネラルの中でもゲルマニウムという元素が力を発揮します。

このゲルマニウムは半導体という性質を持っており、これは温度の上昇に伴い電子を一個放出するという特性があります。もうお分かりのように活性酸素は電子が一個フリーですから安定を求めて、このゲルマニウムの電子に食いつくわけです。そうなれば、わざわざほかから奪い取る必要がなくなり、酸化を免れることができるのです。

ほかにも、鉄、亜鉛、銅、マンガン、セレンなど、多数の成分が作用して細胞の酸化を防いでいます。

●体内の毒素を排泄して免疫力を高める

古いものが出ていって新しいものがどんどん生まれるのが新陳代謝であり、細胞の活性化です。新陳代謝が良くなるということは、血行が良くなって全身に栄養分が十分に行き渡り、またそれをしっかり吸収できている状態であることを意味します。

これで初めて細胞が正常に働けるわけですが、その過程で今まで体内に溜め込んでいた毒素を体外に出さなければなりません。いつまでも悪いものが残っていたのでは、新しいものが入り込めないし、十分な栄養吸収もできません。そこで、まず毒素を体内から追い出して細胞をきれいにしてからプラスに作用しだすわけです。

「水溶性シイタケ菌糸体エキス」が体内に浸透して各細胞に作用されだすと、それまで蓄積していた毒素や老廃物、有害物質などが体外に排泄されるようになります。これが「効いてきた合図」（好転反応）なのですが、症状が悪化したように見えることから飲用を中止してしまう方がおられます。しかし、しばらく続けているうちに徐々に症状も落ち着き、快方に向かいますので安心してお飲みください。

これが、スーパーミネラルの浄化作用といえるもので、さまざまな成分の分子が小さくなったことで細胞の奥深くまで入り込み、老廃物等を包み込んで細胞外に出しているのです。そして血液に乗って排泄されるというしくみですから、最初は尿量が増えたと感じることでしょう。また、腸内環境が整うことで宿便がとれたり、汗をかくようになったり、その症状には個人差がありますが、これらは効いてきた証拠といえます。

●薬の副作用を軽減

治療の難しい病気であるほど薬が強くなり、それに比例して副作用も激しくなっていくものです。特に抗ガン剤は、ガン細胞だけではなく正常な細胞にも被害が及ぶほか、薬が作用していく過程で発生する活性酸素によって副作用もより強いものとなりがちです。

ところが、「水溶性シイタケ菌糸体エキス」はそうした副作用も軽減するのです。抗ガン剤だけではなく、肝炎の治療に用いられるインターフェロンと併用した場合にも効果を発揮し、副作用を抑えるだけではなくインターフェロン自体の効果も最大限に高めることが分かりました。副作用さえなければ治療を途中で断念することも少なくなると思われますので、治療成果も上がるのではないでしょうか。

また、インターフェロンの投与を中止した後に起こるリバウンド現象も抑えられます。さらに、ほかの薬と併用しても副作用の心配がないうえ、薬自体の効き具合が良くなることで、病院から出される薬もしだいに量や回数が減っていく場合もあります。

●糖尿病に効果的なスーパーミネラル

糖尿病は、症状が出たときにはかなり進行している場合が多く、慢性化して完治させることが難しい病気といわれています。しかも、合併症を引き起こす可能性が高く、むしろこちらの方が命を落とすことさえある怖い病気といえます。

しかし、糖尿病の改善にも重要な役割を果たすのがスーパーミネラルです。インスリン依存型の場合はバナジウムが効果的に作用し、成人に多いインスリン非依存型の場合は亜鉛やクロム、マンガンが主に作用するようです。

スーパーミネラルは、あらゆる方向から膵臓を活性化してインスリンの分泌を促すように働きかけますが、糖尿病の場合は尿にブドウ糖が流れ出るときに、さまざまなミネラルも一緒に排泄されてしまう恐れがありますので、意識的にたっぷりとミネラル補給をする必要があります。

また、シイタケ菌糸体エキスにももちろんエリタデニンという成分が血糖値を調節するように作用します。

これらの総合作用によって、細胞中に糖を取り込む酵素の活性が高められた結果、血糖値が下がるものと考えられます。

●血圧を調整して高血圧を改善

血圧とミネラルは密接な関係があります。それは、高血圧の原因とされる塩分はミネラルの一つであるナトリウムだからです。しかし、これはミネラルバランスが悪いことの証明でもあるのです。

それは、体内にカリウムが十分にあれば、ナトリウムをからめて尿と一緒に排泄してくれるからです。カリウムが不足すると血液中にナトリウムが多くなり、細胞膜への浸透圧が高くなります。すると、それを調整しようとして細胞からは水が出て血液量を増やし、その結果、血流が激しくなって圧力が上がる、つまり血圧が上がるというしくみです。

したがって、カリウムに限らずミネラルバランスさえ良ければ血圧は安定するものと考えられます。しかし、遺伝による体質的なものもありますので、根本的な改善が望ましいのは確かです。

さて、これに効果を発揮するのがシイタケ菌糸体エキスの作用です。血圧を上げる物質であるカテコールアミンができるのを防ぐ成分がエリタデニンで、これによって直接的、そしてスーパーミネラルで間接的に作用して血圧を調整しています。

●リウマチなどの痛みを軽減

リウマチは自己免疫疾患の一つで、はっきりとした原因は分かっていませんが、免疫異常によって炎症が起きた部分に大量の活性酸素が発生していることから、免疫細胞が軟骨や骨細胞組織を攻撃して激しい痛みが生じるのではないかといわれています。

そこで、リウマチに限らず炎症による痛みを軽減させるには、活性酸素を除去して免疫力を高めれば良いと考えられます。

実際に、「水溶性シイタケ菌糸体エキス」を飲用した方々からリウマチ、神経痛、五十肩、腰痛などの痛みが改善したという報告がありますので、やはり活性酸素が何らかの影響を与えていると思われます。

また、スーパーミネラルには炎症を抑えるセレンやゲルマニウムなどが含まれているのも、より効果を高めていると考えられます。

●美容効果がますますアップ

シミ、ソバカスの原因であるメラニンを合成するように作用するチロシナーゼ酵素。これを抑える力がスーパーミネラルを配合したことで高まりました。

色素沈着が改善されれば美白効果をもたらすほか、さまざまな作用で新陳代謝が活発になれば便秘、冷え性が改善してニキビや吹き出物など肌のトラブルもなくなるわけです。何より、ミネラルバランスが整ったことで肌にハリと透明感が出たことを実感することでしょう。

さらに、基礎代謝が高まったことでダイエット効果も出てきましたが、その反面、健康体になったことで食欲も出てきますので、やはり食べすぎには注意しましょう。

第4章

体験談特集

【ガン】

■手術やワクチンでも治らなかった胃ガンが改善

大阪市・Yさん（四〇歳）・女性

一昨年の一〇月に子宮ガンを宣告され、「もう私の人生もこれまで」と絶望的な気持ちになりました。

手術は怖かったのですが一応成功し、少しは死ぬことの恐怖も薄れた頃、今度は胃の調子が悪くなって診察を受けたところ、潰瘍性のガンといわれたのです。潰瘍の上に一五ミリもあるガンが二つもあり、前にも増して死の恐怖が襲ってきました。

そして、昨年の八月に内視鏡で摘出したものの、九月の検査ではまだガンが残っているとのことでした。それからというものは検査と抗ガン剤の繰り返しで、本当に死ぬよりもつらい毎日を送っていました。九月に蓮見ワクチン、一〇月に丸山ワクチンを打ちましたがその副作用で食欲はほとんどなくなり、下痢と嘔吐が続いていました。

生きる望みがないとは、こんな気持ちをいうのでしょう。事実、私はその年を越せるとは思っていませんでした。そんなとき、「もう打つ手がないと医者がいうのなら、これを試してみたらどう?」といって知り合いがくれたのが、「水溶性シイタケ菌糸体エキス」だったのです。

飲みはじめて一週間目位に突然、吐血して救急車で運ばれるという事態にはなりましたが、医者の話では「ガンは潰れて出血するようなことはない、吐血とガンは関係ない」というので安心しました。

しかし、吐血を境にそれまで全身に広がっていたケロイドのようなアザが薄れ、全身の毛穴からは黒いものがしみ出しはじめたのです。また、肌にはハタケのようなものが出てそれがポロポロ落ちると、下からはツルツルした肌があらわれてきました。それから一カ月も経つと吐き気も治まり、見違えるほど顔色が良くなっていました。

一二月に全身のCTを撮ったところ、一〇月末の内視鏡でも摘出しきれなかったガン細胞が跡形もなくなっていたのです。

医者はいろいろなワクチンや薬が効いたのだといいましたが、水溶性シイタケ菌糸体エキスを飲むようになって以来、薬類は一切飲んでいません。ガンになる前は六二キロもあった体重が、最悪時には四二キロにまで落ちましたが、その後は食欲も十分で、徐々に回復して今は四六キロになりました。まだ下痢は続きますが、それも遠のきつつある状況です。これは、水溶性シイタケ菌糸体エキスに救われたとしか考えられません。

もし、あのとき水溶性シイタケ菌糸体エキスに出会っていなければ、きっと私はこのように生かされていないことでしょう。

■ガンが転移し、余命六カ月の宣告を受けて

東京都・Nさん（六一歳）・女性

体調の悪い日がずっと続き、さすがに「ただ事ではない」と思って検査のために大学病院へ行きました。その結果、進行性のS字結腸ガンで、ガン細胞はすでに腸全体にまで広がっていたうえ、肝臓にも転移していました。医者の話では手の施しようがなく、あと半年の命と家族は宣告されたそうです。

私は、日頃から家族には「何かあったら告知してほしい。心残りのないようにしておきたいから」と伝えてありましたので、主人が正直に話してくれました。余命半年なら延命治療はしないで、自分で動けるうちはいろいろな事をしたいと思い、すぐに退院させてもらって通院しながら穏やかに過ごしておりました。

それから二カ月経った頃、娘が持ってきてくれたのが「水溶性シイタケ菌糸体エキス」です。私自身は心の準備ができていたのですが、家族は何とかして私を救おうと必死だったのです。これで娘たちの気持ちが救われるのなら、先行く者として飲むことが礼儀かと思って飲みはじめた次第です。

　すると、食欲がわいてきたから不思議です。それまでは食べ物への興味がなくなり食欲が出なかったのに、おいしそうな物を見たり、匂いがしてくると食べたくてつい手が伸びてしまいます。家族で食卓を囲む時間も多くなり、徐々に体力がついてきました。それと同時に、疼痛がとれて体もラクになって起きていられる時間も長くなりました。たまに腹水が溜まることはありますが、そんなときは病院で適切な治療を受け、水溶性シイタケ菌糸体エキスを多めに飲んで乗り切っています。

　先日、病院へ行ったときに主治医から「ずいぶんお元気になられましたね。診るたびに回復しているような気がしますので、詳しい検査をしてみましょう」といわれ、検査入院をしたところ、ガンの進行が止まっているということでした。おまけに腫瘍マーカーの数値も下がっており、本当に回復していたので驚きました。

　もうすぐ宣告された半年を迎えますが、体調はすこぶる良く、自分の事は自分でやっております。

娘たちも私の様子にビックリして、それまではめったに顔を見せなかったのに、今では入り浸りの状態です。私の大病が家族の絆を深めてくれたことが何よりも嬉しく、もう心残りはありませんが、この分では当分お迎えは来そうにありません。

■余命の算出さえできないほどの肝臓ガンが消失

愛知県・Sさん（六一歳）・女性

長年患っていたC型肝炎から肝硬変へ、そしてとうとう肝臓ガンに移行してしまい、肝動脈塞栓療法を受けました。しかし、ガンの増殖を抑えることはできず、もう手立てのない状態にまで追い込まれていました。

写真を見せられると、そこには右半分がガンで黒く埋めつくされた肝臓が写っており、その中にポツンと白い点のように肝動脈塞栓療法で入れた薬が虚しく見えました。結局、薬は周辺のガンになんの影響も及ぼしていなかったのです。そんな状態ですから当然、体調も悪く、顔色も土気色をしており、よく生きていられると自分でも思えるほどでした。

実際、「あとどのくらい生きられますか」を医師に尋ねても、そのような段階ではないことが想像できました。

免疫力もかなり低下していましたので、抗ガン剤などは状況を悪化させるだけだということからQOL（生活の質）を重視する道を示されました。とはいっても、すでにベッドから起きられる状態ではなくなっており、ただ死を待っているにすぎなかったのです。

そんな状況の中、友人がはるばる見舞いに駆けつけてくれて、そのときにいただいたのが「水溶性シイタケ菌糸体エキス」でした。彼女はその場ですぐに封を切ると、私に飲ませてくれました。もうこの段階では何をしても許され、医師も止めませんでしたので、食事代わりに口にしていました。これくらいなら、まだ飲めたからです。

ところが、飲んで二～三日経った頃でしょうか、全身状態が改善され「負けるものか」と気力がわいてきたから不思議です。それと同時に食が進み、周囲の人を驚かせるほどでした。看護婦さんからは「最近、表情がよく動くようになりましたね」といわれ、自分でも感情というものが戻ってきたことを実感しました。

それからは検査の結果も劇的な勢いで改善し、難しいことは分かりませんが、医師からは「ガンを追い詰める環境が整いつつある」と説明されました。

その二カ月後、ガン病巣が当初の半分にまで縮小していると知らされ、これといった治療を受けていなかっただけに医師の驚きは大きく、私の方が冷静なくらいでした。それから二カ月後にはさらにガンが小さくなっていましたので、これ以上病院にいる必要はないと思い、自分の判断で退院しました。

現在は自宅療養中で、まだ完治したとはいえない状況ではありますが、あの四カ月前の私が幻だったような錯覚を起こすほど回復しております。

■手術不能の大きな膀胱ガンが縮小

東京都・Tさん（六八歳）・男性

突然の血尿に驚いて病院へ行くと、膀胱ガンと診断されました。しかし、あまりにもガンが大きくなりすぎたことと、心筋梗塞の既往症があったため、現段階では手術ができないといわれました。そこで、手術以外の治療法を求めていろいろと探しまわり、「水溶性シイタケ菌糸体エキス」を知ったのです。

そのときは完治させようなどとは思ってもいなくて、ただ「ガンが小さくなって手術ができるようになればいいいな」と思っていました。しかし、飲みはじめて一カ月が過ぎ、二カ月目の後半に差しかかった頃から腫瘍の縮小が見えはじめ、やがて一回り小さくなっていたのです。この段階なら「膀胱鏡を入れて焼き切ることが可能」と医師に告げられ、思わぬ結果に嬉しくなりましたが、もう少し様子をみることにしました。

飲用三カ月が経過した頃、ガンがさらに縮小しており、膀胱から外にはみ出していた腫瘍が消えていたのです。再び医師からは「これなら手術ができます」といわれ、病巣をきれいに取り去ることができると説明されました。しかし、ここまで縮小したのですから、今さら切るなんて考えられません。このまま消失させたいと思い、手術を断りました。

ガンはどんどん小さくなっていますので、このまま飲用を続けていれば必ずなくなると信じております。期待していた以上の効果に大変驚いています。

■ステージ3の肺ガンを見事克服

岡山県・Yさん（五五歳）・男性

一昨年九月に受けた健康診断で、すでに胸にカゲがあったにもかかわらず、医者の見落としから異常なしという診断をされました。ところが昨年の三月に動悸、息切れがするので心臓の検査をしてもらい、そのときに偶然発見されたのが肺の腫瘍でした。

すぐに入院して手術を受け、ガン細胞はすべて（肉眼で見えるものは）切除したということでした。しかし、胸水の中にガン細胞があったことから進行程度はステージ3という判定で、これは肺ガンの場合は転移や再発の可能性がきわめて高いというものでした。ガンが見つかるまで何の自覚症状もなく、つい先日まで山登りを楽しんでいただけに奈落の底に突き落とされた心境でした。

そんな不安な日々を過ごしていたときに出会ったのが「水溶性シイタケ菌糸体エキス」です。毎日朝昼夕の三回飲み続けていると、日に日に体調が良くなり、一カ月もすると咳が治まり、手術の傷の痛みも和らいでいました。それまでは咳が出て苦しく、また天気が悪いと傷が痛むため、食後には必ず咳止めと痛み止めを服用し、寝るときは睡眠薬を常用するという状態だったのです。

このような辛さから解放されただけでもラクになったのに、飲み続けていくうちに胃腸の調子が良くなって食欲も戻り、それに比例して自然治癒力が高まっているのを実感しました。うまく表現できませんが、泉のように体から力がわいてきたのです。

そして現在、飲用開始から半年が過ぎましたが、レントゲン検査では再発の兆候が見られず、各種の腫瘍マーカーもすべて正常値近くを保っています。

先日、病院へ行ったときに同室だった患者さんとお会いしました。その方も肺ガンで入院していたのですが、私よりも軽いステージ1で「再発の心配はまずない」といわれていたのに、再発してしまったということでした。彼は、ステージ3の私がこんなにも元気なので不思議に思い、「何かあるのでは？」としつこく聞いてきました。そこで、水溶性シイタケ菌糸体エキスを教えてあげたわけですが、その後、彼は飲みはじめてまだ一カ月しか経っていないのに「ガン細胞の縮小が見られたため手術が延期された」というではないですか！　嬉しそうに電話をくれた彼の声を今も覚えています。

人でも何でも出会いが大切だとしみじみ感じました。

■子宮頸ガンが肺に転移しても快方に向かって

東京都・Aさん（四五歳）・女性

子宮ガンが肺に転移し、抗ガン剤による治療を受けることになりました。主治医の説明では、肺ガンは第4段階でかなり進行しているということで、一刻の猶予もありませんでした。しかし、抗ガン剤は副作用がひどくて、それに耐えきれずに治療を途中で断念する人も少なくないと聞いています。果たして私に耐えられるものかと心配になりました。

そんなとき、母から事情を聞いた叔母が送ってくれたのが「水溶性シイタケ菌糸体エキス」です。これを飲んでいれば副作用が軽くなるばかりか、ガンそのものも消えてしまうことだって珍しくないというではないですか。そんな都合のいい話があるのかと半信半疑でしたが、ウソをつくような叔母ではありませんし、今の私はこれにすがるしかないので早速飲みはじめ、病室にも持っていきました。

入院してすぐに抗ガン剤治療が行われ、全部で六回行う予定の治療が半分（三回）終了したときのことです。レントゲン撮影の結果、肺のガンが姿を消していたのです。どうやら抗ガン剤が有効だったようで、覚悟していた副作用も耐えられる程度ですみ、幸先のいいスタートとなりました。

その後も抗ガン剤治療は続けられ、四回目が終了した段階で「子宮頸の腫瘍も完全に消失しています」と主治医から期待通りの報告をいただきました。しかし、効果があまりにも顕著だったことから逆に再発の危険があるというのです。その再発を予防するうえでも予定通りにあと二回残っている抗ガン剤治療を受けることを勧められました。

主治医は明らかに抗ガン剤が効いたと信じているわけですが、予想以上の効果があったのも、副作用がほかの患者さんと比べて目を見張るほど軽かったのも、まさに水溶性シイタケ菌糸体エキスのお陰です。

そんなわけで主治医の申し出を断り、ひとまず退院させていただきました。そして、再発を防ぐ手段として私は「水溶性シイタケ菌糸体エキス」を選んだのです。現在も飲んでいる段階ですし、再発の可能性も残っていますが、今のところ異常は見つかっておりません。

■スキルス胃ガンから生還

福岡県・Yさん（四六歳）・女性

大学病院で精密検査を受けたところ、胃ガンのリンパ節転移による尿管閉塞と診断されました。とりあえず尿管に管を入れて透析が行われ、尿は出るようになりましたが胃ガンの方は悪性度の高いスキルスガンと宣告されたのです。幸い、肝臓への転移は見られなかったのですが、スキルスガンというのが気になりました。

数年前に亡くなられたアナウンサーの逸見さんも、確かスキルス胃ガンです。このガンは進行が早いと記憶していましたので、時間的に間に合うのか治療に不安がありました。しかし、考えている余裕さえないように思えて手術をお願いしました。

手術は胃の全摘となりましたが、腹腔内にも転移がみられ、点滴と抗ガン剤治療も受けるようになりました。でも、これだけで治るはずはなく、逸見さんと自分をダブラセながら、別の手段も探すことにしたのです。いろいろと主人に頼んで探してもらい、持ってきてくれたのが「水溶性シイタケ菌糸体エキス」だったのです。

すぐに飲みはじめましたが、抗ガン剤の副作用は軽減されたものの、ガンに関するデータは二カ月経っても何の変化もあらわれませんでした。期待していただけにショックでした。ところが、先生からは意外なことをいわれたのです。確かに腫瘍マーカーの数値等には改善がみられないけれど、NK活性という体の免疫力をみる数値は上昇しているから、体内では確実にガンと闘っているところで、この数値はその証拠だといいます。

それからは何だか力がわいてきて、NK活性がパワーアップするごとに元気を取り戻していきました。すると、他の数値も徐々に下がりはじめ、体調もみるみる良くなってきたから不思議です。

現在は通院して自宅療養を続けておりますが、飲用から半年が経ち、NK活性が七八%(正常値一〇〇%)、CEA値六・〇(正常値二・五以下)、CA19-9値二二〇(正常値三七以下)というところまで回復しました。

■抗ガン剤の副作用が軽減して治療に専念

福島県・Bさん（六五歳）・男性

私は肺ガンで入院し、週三回の抗ガン剤治療を二週間間をおいて四回、そのうえ一カ月間の放射線治療を受けました。これはまさに副作用との闘いで、死ぬとしたらガンではなく副作用に殺されると思えたほど凄まじいものでした。

でも、その甲斐があったようでガン細胞は縮小し、命をつないだ思いでした。しかし、主治医の見解は厳しいもので「完治は望めません」と、妻にはそっと告げられていたのです。それでも妻は、毎日明るく病院へ通ってきては私の世話を一生懸命してくれていました。妻は、抗ガン剤の副作用に苦しむ私の姿を目の当たりにして、きっと「治らないのならラクにしてあげたい」と思ったに違いありません。

ある日、「副作用が和らぐんですって！」といって差し出したのが「水溶性シイタケ菌糸体エキス」だったのです。私も、藁をもすがる思いで朝昼晩と飲みました。それから一週間ほど経った頃でしょうか、わずかな量しか口にできなかった食事が徐々に食べられるようになってきて、自分から食べたいと思えるほどにまでなったのです。それに伴って体調も良くなり、だんだんと体力もついてきました。

体力が回復するということは、生命力が再びわいてくるということです。たったの二カ月という期間で私はベッドから起き上がれるようになり、院内をぐるぐると歩くまでになっていました。歩けば歩くほど血行が良くなって相乗効果というのでしょうか、体だけではなく、心までが元気を取り戻していました。

そして、三カ月後には外出許可が出て、半日でしたが妻と街を歩きました。三カ月ぶりの外の空気は「生きている」と実感させる刺激的なものでした。見慣れているはずの風景がどこか新鮮で、見るものすべてがいとおしく思えたほどです。

その後の経過も順調で、何より主治医が驚いて「奥さん、完治するかもしれません」と妻にそっと耳打ちしたそうです。

現在も通院治療を続けており、完全にガンを克服したわけではありませんが、抗ガン剤の副作用を軽減しただけではなく、私の中のガン自体まで退治する勢いの「水溶性シイタケ菌糸体エキス」の威力には恐れ入りました。きっと克ってみせますので、末永く援護してください。

■抗ガン剤などの副作用から解放されると再発の不安も消えていた

埼玉県・Tさん（五二歳）・女性

三〇代の半ばに乳腺繊維腺腫という病気で二度の手術を受けて以来、左側の乳房にはしこりが残り、気になっていました。そのせいもあって人一倍、乳ガンには注意を払って毎年健康診断を受けるなど、神経質なくらい気をつけていたのです。幸い、検査のたびに異常なしといわれ、何度か水が溜まったり、脇の下のリンパ腺にしこりを感じたことはありましたが、それも心配ないということでした。

ところが、昨年の健康診断でとうとう乳ガンが発見されたのです。血液検査、尿検査、超音波検査、X線撮影、骨シンチグラフィーなど、あらゆる検査を行った結果、ガンに間違いないという診断が下されました。しかし、主治医の話では骨の転移はみられないので手術はできるし、術後の形成も可能だというので、すぐに手術を決心しました。

ガンの摘出手術を受けた後、抗ガン剤治療を週一回のペースで受け、その後、今度は放射線照射が加わって二〇秒間病巣に照射、これを二二回行うというものでした。

治療が始まるとまず、抗ガン剤の副作用に苦しみました。点滴を受けている間はほとんど意識を失った状態で、終了後も吐き気や頭痛、微熱などに襲われ、寝ることもできないので体力は消耗するし、もう泣き叫ぶ日々でした。そのうえ、術後から一カ月経ってリハビリが始まり、クラクラするのに放射線照射です。全身がだるく、しだいに精神的なバランスも崩れていき、自分では気づかなかったのですが、周りからは私のいうことが支離滅裂で、正常な判断ができない状態に見えていたそうです。

確かに、その頃の私は副作用の苦しさだけではなく、ガンの転移と再発の恐怖に襲われており、頭の中はそのことでグルグルしていました。私の様子は傍で見ていても危険に思えたらしく、古い友人が勧めてくれたのが「水溶性シイタケ菌糸体エキス」でした。まさに不安がピークに達していたときだけに、いささか投げやりになっていて、私自身は「気休め」程度の試みでしかなかったのですが、そんな気持ちを打ち消すように体調の変化は確実に起こってきたのです。

飲みはじめてからすぐに便通が良くなりだし、脱毛がピタリと止まったから驚きです。抜け落ちていく髪を見てはため息をついていた数日間を思うとウソのような効果で、このまま飲み続けていけばきっと良くなると確信が持てるようになりました。

実際、その後も日に日に症状が改善されていき、気がつくとすっかり副作用から解放されていたのです。苦しさが消えると体もラクになりますから体力も回復し、それに伴って食欲も出てきて夜もぐっすり眠れるようになり、しだいに気持ちが軽くなってきました。精神的にも安定してくると、物事を前向きに考えられるようになり、今では転移の心配も再発の不安もありません。

もし、そのようなことがあったとしても、「水溶性シイタケ菌糸体エキス」があればきっと乗り越えられると自信を持って毎日過ごしております。

■大腸ガンの手術を目前に大どんでん返し

青森県・Fさん（六五歳）・男性

一昨年、腎臓ガンが見つかり左の腎臓を摘出しました。その後、右の腎臓にも二センチほどのガン細胞が見つかって手術を受けたのですが、すでに片方を失っていたため摘出することができず、病巣だけを切除しました。当然、再発の危険は大きいわけで、術後は抗ガン剤を何度か投与する予定だったのですが、私の場合は何度かの投与で肝機能をやられてしまい、抗ガン剤治療を中止せざるを得ない状況となってしまいました。きちんと最後まで治療を受けられませんでしたので再発の不安が一層強くなり、どうしたものかと考える毎日でした。

そんな不安が的中し、昨年に入って今度は大腸ガンが見つかりました。検査の結果、三センチの大きさの腫瘍で、医師の話では「病巣部を切除して腸をつなぐ手術となる」ということでした。このとき私は、「毎日毎日再発のことばかり考えていたから、本当に再発したのだ」と、不幸を自分で呼び寄せたような気がして仕方ありませんでした。

それなら今度は、「きっと大丈夫」と強く念じていれば運を引き寄せられると自分に言い聞かせました。すると、本当に幸運が舞い込んできたのです。もちろん、その時点では分からなかったことですが……。

大腸ガンの手術を一カ月後に控えたある日、旧友が「近くまで来たから」とひょっこり訪ねてくれたのです。何年かぶりの再会でしたが空白の時間はすぐに埋まり、きのうも会ったような気持ちで自分の状況を話していました。でも、彼は驚いた風でもなく「いいものを知っているから帰ったらすぐに送る」とだけ言って、そのときは帰っていきました。

その二日後、宅配便で届いたのが「水溶性シイタケ菌糸体エキス」だったのです。何はともあれ、私は彼の手紙に書いてあった通りに飲みはじめ、病院へ入ってからもずっと飲んでいました。

そして、手術を受けるにあたって再度検査となったわけですが、その結果「ガン細胞が消えている」といわれたのです。「水溶性シイタケ菌糸体エキス」を飲みはじめて一カ月位経ってからの事です。ガンが見つからない以上、手術をする必要はありません。翌日、早速退院となり、その後何度も通院して検査を行いましたが再発は認められず、大腸ガンの腫瘍マーカーも正常値を示していました。

医師たちは不思議がっていましたが、土壇場での大どんでん返しに私は、思わず大笑いしてしまいました。理由を知っているのは私だけなのですから……。

その後、私の元気な姿と感謝の気持ちを伝えに、今度は私が旧友を訪ねて行きました。

■手術すれば治癒率九八%の早期胃ガンが切らずに回復

東京都・Mさん（三五歳）・女性

私は早期の胃ガンで、医師からは強く手術を勧められました。内視鏡で見ても胃の粘膜が三センチほど変化している程度なので、手術が妥当だというのです。この段階なら手術が最も確実なうえ、治癒率も九八%近いという説明でしたが、私は切りたくないと断固拒否しました。

その理由は、意地悪とか、体にメスを入れたくないとか、休めない事情があるとか、そういうことではなく、胃ガンが発見されると医師は「すぐに手術をするように」と一方的に決めて、私の意志を完全に無視したからです。やはり、自分の体のことは自分自身で決めたいですから、いくら素人でもきちんとした説明をしてほしかったのに、それがなかったために私も頑な態度になってしまったのです。

なのに、それでも説得しようとするので腹が立ち、仕方なく別の病院へ行きました。そこでの診断も同じでしたが、医師は「どんなに素晴らしく、確実な治療法であっても、患者さんが納得していなければ効果は半減しますし、一度治っても再発する可能性もありますから、本人の意志を尊重した治療をすることが長い目で見ればいいのかもしれません」といって、いろいろな治療法を示してくれました。

そこで初めて私の気持ちも救われ、「この先生に手術をお願いしたい」と素直になれたわけですが、あいにくベッドがいっぱいで入院できるのが一カ月も先になるということでした。その間、ただボケッと待機しているのもナンなので、少しは自分の病気の勉強をしようと思って本を読んでいたときに偶然知ったのが、「水溶性シイタケ菌糸体エキス」なるものだったのです。

本には、さまざまな病気を克服した人たちの話がたくさん紹介されていて、中でも末期ガンに克った人の体験談は私に勇気と希望を与えてくれました。そして、一〇〇%近い確率で助かる私が「なんてわがままなことを言っていたのか」恥ずかしくなりました。しかし、それと同時に「私なら確実にコレでいける」とも確信しました。そこで、この一カ月間を「水溶性シイタケ菌糸体エキス」に賭けてみることにしたのです。

飲みはじめて最初に感じたのは、便通が良くなって肌にツヤが出てきたことです。カサカサしていた肌に潤いが戻り、お化粧のノリがすごく良かったのです。そして、貧血ぎみで白っぽかった爪がピンク色になっていました。一〇日ほどでこの効果ですから、一カ月も続ければ本当に回復するかもしれないと、このとき現実味をおびた事として感じはじめていました。二週間、三週間とワクワクしながら飲んでいましたので、これもまた免疫力を高める手助けになったのかもしれません。

一カ月半が経ち、入院していよいよ手術となりました。ところが、検査をしてみるとガンがない！　本当にガン細胞が消えていたのです！

結局、私は切らずにガンを克服する結果となったわけです。考えてみると、ボタンの掛け違いから医師に反発して病院をかえ、理解ある医師と出会って手術を決意したとたん、すべてが順調に行くようになって自分の希望した通りの結果を得ることができたなんて、なんだか人生そのものです。

私の胃ガンは、いろいろなことを教えてくれたように思います。

■大腸ガンと転移性肝臓ガンを乗り越えて

熊本県・Rさん（四六歳）・男性

ときどき左の下腹部に鈍痛を感じたり、下血がみられるようになって気にしていたのですが、忙しさにかまけて病院へ行くことを一日延ばしにしていました。そのうちにトイレに行ってもまたすぐに催す、といったことが日増しに多くなり、さすがに「おかしい」と不安を覚えて検査に行きました。その結果、大腸のS字結腸の部分に四センチほどのガンがあることが分かり、数日のうちに入院して手術を受けました。

しかし、大腸の一番外側の壁まで破れたうえ、局所のリンパ節にも三カ所転移しているなど、ガン細胞が予想外に広がっていたことが分かったのです。この時点での五年生存率は二〇〜三〇%でした。

手術後は再発予防のために抗ガン剤を服用して、時限爆弾を抱えているような日々を過ごしておりましたので、精神的にも徐々に追い詰められていき、夜も眠れなくなってきました。

そして昨年のはじめ、再発の不安が現実のものとなって私を襲ってきたのです。最初はお正月気分が抜けていないのだと軽く考えていたのですが、全身の倦怠感はなかなかとれず、「もしや」と思い病院へ行くと、一センチほどの転移性肝臓ガンが二カ所発見され、まさに崖っぷちに立たされていました。この場合の五年生存率はゼロ％だと、いつだったか聞いたことがあったからです。これでトドメを刺された私は、とうとう〝うつ状態〟に陥ってしまいました。

希望が見えないまま悶々とした日を過ごしていたときに、妻から勧められたのが「水溶性シイタケ菌糸体エキス」でした。私の様子をずっと見ていた妻もまた、口にこそ出しませんでしたが心を傷め、自殺するのではないかとヒヤヒヤしていたのでしょう。私の知らないところで治療法を探してくれていたのです。妻や子供たちのためにも、この難局を切り抜けねばなりません。一人ではないことを改めて心に刻みつけ、立ち向かう決心をしました。

そして、飲みはじめたわけですが、飲んで数日のうちに倦怠感がとれて体が軽くなり、ラクに動けるようになったから驚きました。一日をゴロゴロと横になって過ごしていただけに、起きられるようになったのは自分でもビックリで、体の奥深いところから力がわいてくる思いがしました。そうなると人間て不思議なもので、気持ちもラクになって絶望を希望に変えることができるのです。

希望を見いだした私は、これにすがって、これを信じて飲み続けました。妻も食事の面で協力してくれて、ガンに効果があるといわれる食材で料理をつくってくれました。そんな生活が四カ月過ぎたときでした。こんなに体調がいいのだから、きっと快方に向かっているると思い、さぼっていた病院へ行く気持ちになったのです。

久しく顔を出さなかったので医師も心配だったようで、元気そうな私の様子に喜んでくださり、その間の出来事を話すと興味深げに聞いてくれました。本心は分かりませんが、表面上は健康食品に理解を示してくれたように見えました。

そして一〇日後、検査結果を聞きに行くと、肝エコー、胸部と腹部のＣＴには異常は認められず、腫瘍マーカーのみがガンを示していました。本当に、肝臓にあったガン細胞が消えていたのです。

現在も定期的に検査をしていますが、腫瘍マーカーの数値も正常値に向かって下降線をたどっています。まだ完治したとはいえませんが、希望をもって前向きに続けていくつもりでおります。

■胃の四分の三を切除するはずだったのが四分の一ですんだ

山梨県・Iさん（五五歳）・男性

酒はたしなむ程度、仕事は順調、家庭も円満、ストレスもなし、と心身ともに健康であることが自慢だったのですが、昨年の健康診断で引っかかり、一カ月後に胃カメラを飲みました。経験豊かな医師は、慎重に言葉を選びながら「どうも良くないものがあるようですので、大きな病院に行ってください」といって紹介状とレントゲン写真などを差し出しました。突然のことで不安が広がり、「大丈夫」の一言がほしくて医者をしている友人に相談しました。

ところが、友人から返ってきた言葉は「胃カメラを見れば良性か悪性かはすぐ分かる」ということで、大きな病院を紹介されたということは『ガン』を意味しているのだと、そのときはっきり知りました。不安が一層広がった私は、すぐに大学病院へ行って精密検査を受けた結果、やはり胃ガンだったのです。

しかし、ベッドや手術は順番待ちの状態で、自宅待機となりました。こうしている間にもガンは進行していると思うと気が重く、本当に寿命が縮まっていくようにさえ感じました。「もしも命の期限をきられたら何をするだろう。果たして残りの人生を全うできるのだろうか」そんなことを考えたりして、冗談半分で友人にも聞いてみたものです。

事情を知らない友人たちは、「全財産をはたいて南の島でボケッと過ごす」とか「世界中を旅して好きな釣りを存分に楽しむ」などと楽しそうに夢を語りだす始末で、深刻に悩んでいた自分がバカらしくなり、拍子抜けしてしまいました。でも、これがかえって私の気持ちを軽くしてくれたと同時に、ガンと闘う勇気を与えてくれました。

闘うには、まず相手のことを知らなければ克てません。そこで、待機中にガンについての正しい知識を持とうと思って、いろいろと勉強しました。そのときに入ってきた情報が「水溶性シイタケ菌糸体エキス」で、「ガンの進行を恐れながらただ手をこまねいているよりも、いっそ試してみるほうがいいのではないか」そう思って早速飲みはじめることにしたのです。

飲んでみて最初に感じたことは、体が軽くなって朝の目覚めが爽快だった点です。私の場合は健康診断でガンが発見されたほどですから、もともと自覚症状はなく、これといった効き目も正直なところ分からなかったのです。しかし、妻は便秘が治ったとか、息切れがしなくなったといって、これは本物だと力説していましたので、私もその気になって飲んでいました。

それから一カ月半後、やっとベッドがあいて入院できました。医師の話では、胃を四分の三切除する予定だけれど、もし転移がみられた場合は全摘になるということでした。それを聞いて再び不安がよぎり、南の島での釣り三昧がにわかに現実味をおびてきたように感じました。その日の深夜は、ベテランの看護婦さんがずっとついていてくれて、私の話し相手をしてくれました。

そして、手術に臨んだわけです。手術中、私は南の島の夢を見ました。「やはりダメだったんだ」と悟って釣りを楽しんでいる夢です。ところが、目を覚ますとニコニコ笑顔の家族が勢ぞろいしているではないですか。手術は成功も成功、不思議なことにガンが縮小していたため、胃を四分の一切除しただけですみ、転移もなかったということでした。

覚悟していた痛みや苦しさはまったくなく、順調に回復して二週間で退院です。もちろん抗ガン剤は服用しますが、医師からは「九〇％大丈夫です」とほぼ太鼓判を押され、唯一の疑問である「ガン細胞がなぜ小さくなっていたのか」に終始していました。

考えられることはただ一つ、「水溶性シイタケ菌糸体エキス」を飲んでいたからに他なりません。このときになって、ようやく効果のほどを実感した次第です。お陰さまで抗ガン剤による副作用というものもほとんどなく、もとの健康体に戻れました。しかし、これは贅沢かもしれませんが「もしもあと一カ月入院が延びていたら、ガンが消失して手術を免れていたのでは……」そんなことを考えるときがあります。

それにしても、入院中は天使だった妻も今は悪魔となり、娘からは「大病をしたのに人生観が変わってないなんて進歩がない」といわれるなど、胃ガンだったことが夢のように思える今日このごろです。

■末期ガンの父を家族で救出

栃木県・Kさん（六五歳）・男性

（これはKさんの息子さんから寄せられた手記です）

父が喉の不快感を訴えるようになったのは、昨年の夏頃でした。近くの耳鼻咽喉科に行って検査をしたところ、「当医院では対処できないので、大学病院を紹介します」といわれ、その足ですぐに紹介された病院へ行き、精密検査をした結果「中咽頭ガンの末期＋舌ガンの末期+リンパ節にも数カ所転移」との宣告を受けました。舌の奥半分以上がガンに侵されており、咽頭部とリンパ節数カ所にも転移しているということで、悪性も悪性、本当に末期だということでした。

医師からは「もう全身に転移しているかもしれません」と、手遅れを意味する説明と同時に、何もしなければ余命半年、手術をして成功したとしても舌と声を失うほか、五年生存率は数%、再発の可能性もきわめて高い、と具体的な状況を告げられました。

突然の出来事に家族は呆然自失、母と姉、妹はただただ泣くばかり。私まで泣いていては前へ進めませんから、どうやってこの危機を乗り切るかを必死で考えました。丸山ワクチン、アガリクス、プロポリスなど、巷で話題のガンを克服できる情報をあらゆる方法で入手し、このときに知ったのが免疫療法というものでした。

早速、主治医に免疫療法で治せないものかと尋ねてみましたが、いとも簡単に否定されてしまい、ここはもう専門家の言う通りにするしかないとゲタを預けることにしました。そして、全身転移を食い止めるための抗ガン剤治療を始めることになったのです。

しかし、父には本当のことは告げず「腫瘍が少し悪性寄りだから大事をとって抗ガン剤で叩き、手術で切り取ることになった」とだけ伝え、舌と声を失うことは隠しておきました。本当のことを告げると、恐怖感がストレスとなって治療に悪影響を及ぼすことがあるので、事実を伏せたほうが好結果を生む場合もあると、主治医からアドバイスされたからでした。

こうして、父は緊急入院し、末期ガンと闘うことになったのです。

抗ガン剤治療が始まると、父は激しい副作用に苦しみ、それを見ている母たちにもまた苦痛を与えました。妹は病院へ行かなくなり、母は心労で倒れ、姉と私の妻が交代で付き添う日々が続きました。このままでは家族中がダウンしてしまいます。父だけではなく、みんなを守るにはどうすれば良いのか、その方法を考えていた矢先、姉のお姑さんが見舞いにと持ってきてくれたのが「水溶性シイタケ菌糸体エキス」だったのです。

我が家のピンチを心配しての心遣いに感謝し、効果は別にして、父はもちろんのこと、家族中で飲みました。すると、一番最初に効果があらわれたのが父でした。あれほど苦しんでいた状態がウソのように落ち着き、穏やかに寝息をたてていたのです。それを見て安心したせいもあるのでしょう、姉も妻も体力を持ち直して元気になりました。続いて母が起きられるようになり、父の病状を聞いてますます回復しました。みんなが心身ともに元気で明るくなると、妹も病院へ顔を見せるようになり、ようやく家族が一つにまとまって父を支える態勢が整ったのです。

これだけ家族が持ち直したのですから、「きっと父にも奇跡は起きるに違いない」それが信じられるほど私たちは救われたのです。

その後も父はずっと飲み続け、ほとんど副作用を感じない程度で抗ガン剤治療を受けることができたうえ、食欲も回復して徐々に体力がついてきました。このままいけば手術も可能と主治医にいわれるまでに治療がうまくいき、私たちも希望をもって手術の日取りが決まるのを待ちました。

ところが、父の状態が良いにもかかわらず、手術の日が一向に決まりません。やはり無理なのかと家族に不安が広がりかけたとき、主治医から意外なことを聞かされたのです。なんと、ガンがだんだん小さくなってきており、検査の数値も徐々にではありますが快方に向かっているというのです。そのようなことから、医師たちはもう少し様子を見てから手術を決めようと、ずっと検討していたということでした。

入院して三カ月、手術をしないまま治療が続けられ、父は元気に点滴を付けながら病院を歩き回っています。主治医からは「ガンは確かに存在するのだけれど、進行が止まっているので、この状態を維持してガンと共に生きていければいいのですが」と面白いことをいわれました。

私たちは、ガンを無くすことばかり考えていましたが、居ても悪さをしなければ問題ないわけで、上手に付き合うことができれば共生の道もありなのです。幸い、父の中のガンはおとなしくなり、それから半月後に退院しました。

先日の検査では、CTとMRIで異常は発見されず、腫瘍マーカーだけがガンの存在を示していました。きっと回復に向かっているのでしょうが、私たち家族はガンに対する認識が以前とは少し変わりましたし、何より「水溶性シイタケ菌糸体エキス」が家族の絆を深めてくれて、今では常備薬となっています。

また、実家の父親の付き添いにも理解を示して気持ち良く送り出してくれていた、あの素晴らしいお姑さんのいる家に嫁いだ姉は、なんて幸せ者なのでしょう。どうか、あちらの家族も大事にしてほしいものです。

■初期段階で亡くなる人がいる中、5段階中4の私が生還を果たす

神奈川県・Nさん（二七歳）・男性

私は上咽頭ガンに侵され、進行具合は5段階中の4と診断されました。ガン細胞が未分

化で悪性度が一番強く、すでに鼻が詰まって耳が聞こえない状態になっており、もう少しで脳を圧迫するところにまで達していましたので、緊急入院となりました。

病室には同じ病気の患者さんがおられ、彼の進行具合は私よりかなり軽い初期段階だったにもかかわらず、抗ガン剤の入れすぎと放射線の当てすぎから免疫力が低下したため、無菌室に入れられました。その後、体力が回復して病室に戻ってきたとたん、肺炎を起こしてあっけなく亡くなってしまったのです。このとき、西洋医学に頼りすぎると、ガン以外の原因で亡くなることもあると知りました。

ガンに負けるのも悔しいですが、別の敵に、それも大したことのないヤツに負けるのは本意ではありません。そこで私は、病院では開き直って明るく振る舞い、一方では入院中でも試せるような西洋医学以外の治療法を探すことにしました。病室に閉じこもらずに外を散歩したり、違う病棟をまわって友だちをつくったりしながら情報収集に努めたわけです。お陰で私は人気者になり、「Nさんはいつも明るいので、私まで元気になれる」と感謝されるほどになっていました。

しかし、本格的に抗ガン剤治療や放射線治療が始まると、さすがに私もベッドを離れることができなくなり、副作用に苦しむ日々が続きました。そんな中、友だちになった糖尿病の患者さんが「最近、顔を見せないから心配になって」と様子を見に来てくださり、その手に持っていたのが「水溶性シイタケ菌糸体エキス」だったのです。その患者さんが何やら不思議な物をこっそり飲んでいたのは知っていましたが、まさかこんなに効く物だったとは、そのときは思ってもみませんでした。私自身、別の治療法を求めていたときでもありましたので、良いものが見つかるまでのつなぎとして、とりあえず飲むことにしたわけです。

ところが、つなぎどころではなかったのです！　飲みはじめて一週間目から体がラクになり、副作用も軽減してベッドから起き上がれるようになっていたのですから。微熱もひいて食欲も戻り、それからは治療も順調に進んでいきました。体力も十分で、この分なら中断することなく最後まで治療が受けられると感じたほどです。これだけでも私には十分に効果があったといえるのですが、これはまだ序章にすぎなかったのです。

その後も私の体調はめきめき良くなり、ガンによる諸症状もすっかり消え失せた頃、医師から嬉しい報告を受けたのです。なんとガンが縮小して、進行も止まっているというではないですか。末期ガンだったはずが、初期の段階にまで回復しているといわれました。こんなにも治療効果があるのは珍しいケースだと、医師も意外な顔をしていたのが印象的です。

それからも治療は続けられ、めでたくガンは消失して退院することができました。入院から五カ月後のことです。

病院の方々は西洋医学の成果だと信じているようですが、真実は「水溶性シイタケ菌糸体エキス」のお陰だと私は思っています。

現在は再発予防のために飲んでいますが、仕事で無理をしても翌日まで疲れが残ることもなく、周りがカゼをひいていても私はひかず、人一番元気で誰も私がガンだったとは信じてくれません。

■あと半年位の命といわれた父が元気に散歩を楽しむ

埼玉県・Aさん（七七歳）・男性

（これはAさんの娘さんの手記です）

昨年のお盆の頃に体調を崩した父は、夏休みが終わって病院が開くのを待つと検査を受け、直腸ガンと診断されました。父には「大腸にポリープができているので手術で取ってもらいましょう」と話して、二週間後に手術となりましたが、そのときに肝臓と副腎に転移していることが分かり、医師からはあと半年位だと宣告されてしまいました。

もう高齢なので、私たちはへたな延命治療よりも普通の生活ができる方法を医師にお願いし、手術後の治療は抗ガン剤のみにしていただいて、毎週一回のペースで投与されるようになりました。それと同時に、以前から妹に勧められていた「水溶性シイタケ菌糸体エキス」も飲用させて様子を見ることにしたのです。

もちろん父にはガンのことは伏せていましたが、抗ガン剤の副作用からバレるのも時間の問題だと覚悟して、私たちは父になんて話すか相談もしました。ところが、一向にバレる気配がなく、父の様子もつらそうではありません。それどころか体調が良いようにさえ見えるほど元気なのです。退院後も、毎週木曜日が検査日なので、私か妹が付き添って行こうとすると「一人で大丈夫だ」とスタスタ行ってしまいました。痛みを訴えることもありませんので、「本当に父はガンなのかしら?」そんな疑問が浮かび、半年後にいなくなるなんて、とても信じられませんでした。

そんなある日、私たちは医師に呼ばれて病院へ行きました。すると、「抗ガン剤の効果があったようで、ガンは確かに存在しているのですが進行が止まっています。年齢も年齢ですし、このままなら苦しむことなく天寿を全うできるのでは」と余命半年の宣告を取り消してくれたのです。そして、抗ガン剤による副作用が少しも見られず、本人に悟られなかったのが不思議だと首を傾げていました。

病院からの帰り道、妹は「水溶性シイタケ菌糸体エキス」の効果だとしきりに話していました。いわれてみれば、それ以外には考えられない結果です。しかし、妹がいうように本当にそんなことがあるものなのか、いま一つ私は確信が持てずにいました。

ところが、高血圧で薬を服用している主人に飲ませてみたところ、一週間位で血圧が下がり、三週間後にはすっかり正常値におさまってしまったのです。これには、私だけではなく主人も驚いて、父の回復も納得できると身をもって体験した次第です。

現在、父は手術前と変わらないごく普通の生活を送っています。朝は愛犬と散歩、日中は老人会の活動、夜はテレビのお笑い番組に高笑い、と老人パワー全開です。なんだか、この三カ月間が夢だったように感じます。

■手術不能の胃ガンを克服

東京都・Yさん（五五歳）・男性

五年前に胃ガンの手術をし、五年経って再発の心配が薄らいだ矢先、再発して入院となりました。腸（代替胃）にポリープ様のガン病巣が多数にあり、とても手術はできないといわれ、完治の見込みがほとんどない状態での抗ガン剤治療が開始されました。

「水溶性シイタケ菌糸体エキス」の効果は、飲みはじめて一〇日目頃からあらわれてきました。妻に勧められるまま何気なく飲んでいたのですが、あれほど悩まされていた胃の痛みが和らいだうえ、ゲップや腹部の痛みなど不快な症状がなくなって食欲さえ出てきたのです。「これはもしかしたら、完治は無理にしても命を延ばすことはできるかも」なんて淡い期待をもたせるほど、そのときの私には効果がありました。

そして、三週間目の検査でそれが確信に変わる結果を得たのです。なんとポリープが大きいものを二つ除いて、すべて消失していたではありませんか。あまりの回復ぶりに医師たちも不思議がっていましたが、体力もついてきたことだしポリープも二つなので「手術をしましょう」と前向きな治療法を示されるまでに状況が変わっていました。さらに、このままいけば完治さえ夢ではないことを匂わす言葉までが聞かれたのです。

しかし、「水溶性シイタケ菌糸体エキス」のお陰で短期間でここまで回復できたのは、疑いようのない事実でしたので、もうしばらく飲用を続ければきっと手術することなくガンを克服できるに違いありません。私にはそれだけの手応えを十分に感じていたのですから。

そこで、医師には手術を待ってくれるようにお願いして退院し、週一回の通院生活に切り換えました。その間も抗ガン剤治療は受けていましたが不快感はなく、自宅療養を満喫しながら仕事への復帰準備を始めていました。家族はもちろん、私自身ですらこの状況には驚いてしまい、体だけではなく精神的にも大変ラクになれました。

病院へ行くと医師からは、現状維持のままであると説明され、体調が良いのに何の変化もないのは少し不満ではありましたが、悪化していないだけましだと思って根気よく治療に専念するように努めていました。

それでも悲しいかな、人間というのは欲深でもっと高い効果を求めてしまいます。「水溶性シイタケ菌糸体エキスの力もこれまでかな」と何とはなしに呟くと、「何をいってるの、ここまで回復できたのに感謝の気持ちもないなんて！」と妻に叱られる始末です。本当に私は、自分一人の力で回復した気になって「ありがとう」を忘れていました。

初心に返るように、私は再発した日のことを思い出して今をかみしめました。そのとたん、奇跡が起きたのです。次の週に病院へ行くと、医師から二つのポリープが消えていることを告げられたのです。もはや手術の必要はなくなり、再再発の予防が大きな課題となりました。

私は無神論者ですが、このときばかりは何か見えない力を感じ、感謝の気持ちの大切さを思い知らされました。今回のガン体験は、私にとって必然だったように思います。

最後になりましたが、本当にお世話になりました。そして、ありがとうございました。

今は心から感謝の気持ちでいっぱいです。

■脳腫瘍の進行が止まって現状維持

奈良県・Mさん（四五歳）・男性

（これは奥さんの手記です）


一〇年前、夫に脳腫瘍が見つかり、二度の手術で一命はとりとめたものの下半身がマヒして車椅子の生活を余儀なくされました。

その直後、夫からは「私たちには子供がいなかったことと、まだ若いから新たな人生を見つけてほしい」という理由で離婚を言い渡され、周囲の人もそれに賛成する中、私は夫とともに生きる決心をしました。どれほど大変な決断であるかは十分に分かっていたつもりですし、私たちなりの楽しい生活だってできると信じていました。

しかし、病魔は少しずつ確実に夫を蝕み、一つひとつ体の機能を奪っていったのです。

気管を切開して声を失い、やがては聴覚を奪われ、視力も低下して見えなくなるのも時間の問題と、医師から告げられました。その間、可能な治療法はすべて施されましたが、病気の進行を食い止めることはできませんでした。

もう何年も訪問看護を受けており、主治医、看護婦さん、栄養士さんなどが週に一度は来てくださり、私たち夫婦を支え続けてくれました。お陰で我が家は明るく、夫も前向きに病気と向き合うことができ、声の代わりにパソコンを覚えて皆さんとメールのやりとりをしたりゲームをするなど、これが日常となっていました。私も、ずっとこの状態が続くことを願っていましたが、昨年になってさらに病状は悪化し、とうとう死の宣告を受けたのです。

もうできる治療はない、治療を選択する余地も残されていないということでした。それでも私は放射線治療をお願いしたのですが、「脳全体に砂をまいたようにガン細胞が散らばっているので、放射線治療をすると植物状態になってしまう」といわれ、現状維持しかないことを痛感しました。でも、その現状を維持することも難しい状態で、あと何ができるのか、そして夫にこのことをどのように伝えればよいのか毎日考えていました。一日、一日と貴重な時間が過ぎていき、初めて私は泣きました。この一〇年間、泣いたら負けだと自分に言い聞かせ、一度も涙を流さなかったのに、実家の母に電話して大泣きをしました。

その二日後のことです。私の両親が駆けつけてくれて、無口な父が黙って差し出したのが「水溶性シイタケ菌糸体エキス」だったのです。私からの電話を受けて、父は友人知人に連絡をしまくり、ようやく効果のありそうなコレの情報を知り、手に入れてくれたということでした。これには義父、義母も感謝の気持ちをあらわにして、私の両親の手をとって涙ぐんでいました。

早速、その日から夫に飲ませてみたのですが、ここまで悪化しているとさすがに効果はあらわれないようで、なんの変化も見られませんでした。それでも、ほかにすがるものがない以上、これを信じるしかありません。とにかく、来る日も来る日も飲ませて五カ月が過ぎたときでした。

月に一度、私が病院へ出向いて主治医から病状の説明を受けているのですが、いつものように先生の前に腰掛けた直後、朗報を耳にしたのです。なんと、ガンの進行が止まっているというのです。それればかりか、散らばっていたガン細胞の一部が消えているというのです。いったい何が起きたのか、主治医も驚くばかりでした。

何はともあれ現状維持でいけそうな光が見え、治らないにしてもこのままの生活をずっと続けることができれば私たちは満足でした。ところが先日、私が鼻歌を歌いながら用事をしていたら、パソコンの画面に「音痴！」と打ってあったのです。聞こえるはずがない夫の耳が、かすかではありますが聞こえるようになったのです。しかし、常にというわけではなく、体調が良いと聞こえるそうです。これなら、視力を完全に失われることもないかもしれません。

これから先、夫がどこまで回復するかは分かりませんが、現段階での死の宣告は取り消されました。

あのときの私の涙は無駄ではなかった、泣いて良かったのですね。そして、いくつになっても親は親、子供にとっては最後の砦なのですね。今、両親に感謝の気持ちでいっぱいです。

「水溶性シイタケ菌糸体エキス」データファイル

【ガン】

■埼玉県・Mさん（五五歳）・女性

肝臓にガン細胞が見つかり、治療を受けていましたが一向に効果はなく、腫瘍マーカー（AFP）は上がる一方でした。そんなとき、知人に勧められたのが「水溶性シイタケ菌糸体エキス」です。

飲用を開始してしばらくすると、リンパ球の活性がみられ、腫瘍に膜が張ったような状態となって縮小していたのです。それも、ほんの三カ月の間の出来事でした。

現在は食欲も旺盛で良い状態が続き、腫瘍マーカーも下降線をたどっています。

■山形県・Oさん（五六歳）・男性

私は、B型肝炎で長いこと通院生活をしておりました。慢性の場合、じわじわと肝硬変から肝臓ガンへと進行していくケースが多いと聞いていましたので、十分注意はしておりましたが、先頃、肝臓にガンが見つかりました。すぐに摘出手術を受け、経過を見守っていたところ、「水溶性シイタケ菌糸体エキス」の存在を知りました。

再発防止など予後を考えて早速飲みはじめ、三カ月が過ぎようとしていますが、心配した転移はみられず、体調も大変良く安定した状態が続いています。

現段階では何ともいえませんが、数値的には正常値を示し、今は薬物治療も一切行っておりません。主治医がいうには、私のようなケースで薬類を投与しないのは稀だということですので、やはり何らかの効果があらわれているのだと感じます。

これからもずっと飲み続け、完治させたいと思います。

■**神奈川県・Hさん（五二歳）・女性**

健康診断で早期の子宮ガンが見つかり、摘出手術を受けるように医者から勧められました。今なら大事に至ることはないというので、安心して手術を受けることにしました。

ところが、入院の前日に身内に不幸があり、延期せざるを得ない状況となり病院へ連絡すると、次に入院できるのは一カ月先といわれ、その間にガンが進行したらどうしようと不安に襲われました。

通夜の席で、そのことを妹に話すと「とりあえずコレを飲んでみて」と渡されたのが、「水溶性シイタケ菌糸体エキス」でした。妹は、最近疲れやすいので飲みはじめたそうですが、とても体調が良く、難しい病気が改善されたケースもあるから私にも効くかもしれないということでした。

そこで、妹から一カ月分を分けてもらってすぐに飲みはじめました。

そして一カ月後に入院。しかし、手術の前に行った検査で、あるはずのガン細胞が見つからず、再検査しても結果は同じだったのです。どういうことなのか医者も首をひねっていましたが、手術の必要がない以上入院していることはありません。そのまま退院して、現在に至っております。

■秋田県・Oさん（六〇歳）・男性

肝臓ガンのため入院し、エタノール注入、肝動脈塞栓療法、放射線治療などを受けていましたが副作用が凄まじく、なかなか治療に専念することができませんでした。

そんなとき、見舞いに来てくれた友人から「水溶性シイタケ菌糸体エキス」をいただいて、看護婦さんの目をぬすんで飲みはじめました。すると、だんだんと体のだるさが和らぎ、食欲も出てきて一週間後には副作用から解放されていたのです。「これはスゴイ！」と思ってずっと飲んでいたのですが、いただいた物が底を尽きたので家内に買って来てもらいました。

ところが、家内の持ってきたのは別の健康食品で「こっちの方が評判いいし、効果も高いらしいわよ」というではありませんか。確かに、私もその健康食品の噂は耳にしていましたので、より効果があるに違いないと思って飲みはじめました。

しかし、結果はその逆で、体調を崩してさらに苦しむこととなり、改めて「水溶性シイタケ菌糸体エキス」の素晴らしさを実感した次第です。

現在は退院して自宅療養をしていますが安定した状態が続いており、病院へ行くたびに先生からも嬉しい結果をいただき、このままいけばガンを退治できるような予感がしています。

【糖尿病】

■大阪市・Dさん（五〇歳）・男性

三年前、カゼをひいたときに受けた検査で糖尿病と診断されました。そのときの血糖値が一五〇、自分では六四キロの体重が太りすぎとは思えず、自覚症状もないことをいいことに、とりたてて治療もせずにいました。その後の検査で一七〇にまで血糖値が上がったときは、さすがに医者からも運動とカロリー制限、そしてアルコールを控えるようにと厳しくいわれ、私も守ってきましたが一向に好転する気配がなく、いつの間にか元の生活に戻っていきました。それでも、疲れやすいとか、だるいといった自覚症状はなくずっときていました。

ところが、昨年の一月一四日の検査で血糖値が三三四、Hb—A1cが八・三と出たときは、「このままでは動脈硬化による失明の心配、心臓血管の動脈硬化による狭心症、心筋梗塞、脳動脈硬化による脳梗塞、足の動脈硬化による壊疽をきたし、その結果、寿命をうんと減らします。歯槽膿漏もひどくなるはずです」と決定的な警告を医者から言い渡されたのです。さらに追加コメントとして「今のままでは糖尿病の薬の内服及びインスリンの自己注射が考えられますので、十分な反省のうえ一～二カ月後に再検査いたしましょう」と検査の結果表に書かれていました。

そこで、今度こそ徹底的に自己管理をしようと決意を固め、まず食事療法を実践、そしてアルコールを止め、一日一万歩の散歩を義務づけました。

しかし、食べたいものを我慢することがあったり、仕事が忙しくて思うように一万歩も歩けないことがあるなど、長期間の実行がいかに困難を極めるか痛感しました。そんなとき、知人が勧めてくれたのが「水溶性シイタケ菌糸体エキス」です。

知人は「これを飲んでいれば、日常生活を変えることなく血糖値を調整できる」と、夢のようなことをいいました。そんな魔法のようなものがあるはずはなく、マユツバものと思いましたが、ウソをつくような人ではないので試してみることにしました。

すると、飲んだ翌日からトイレが近くなり、日に何度もトイレに行く有り様です。それも、茶色っぽい尿がしばらく続き、徐々に色は薄くなっていきましたが、最初はビックリしたものです。

こうして二週間後、再び検査を受けたところ、血糖値が一五二、Hb―Alcは六・五に下がっていたのです。さらに二週間後には、血糖値一三四、Hb―Alc六・三になっていました。まだまだ正常値ではありませんが、医者からはどんな自己療法をしたのか尋ねられました。

この驚くべき結果は私自身が体験したもので、しかも検査表も現にありますから真実に間違いありません。

（※ Hb―A1cとは、最近一～二カ月の血糖値の平均を表すもので、六以下が正常、七になるとかなり強い糖尿、八以上はインスリンの自己注射が必要な重症を意味します）

■鳥取県・Hさん（七五歳）・女性

糖尿病になり血糖値が二三〇で入院していました。退院後に、友人の勧めで飲むようになり、一カ月も経たないうちにお陰様で正常値になりました。また、四五歳になる息子もやはり糖尿病で通院しておりましたので飲ませたところ、回復いたしました。

■静岡県・Nさん（六九歳）・女性

一〇年位前に心臓病を患い入院していました。そのときに糖尿もあるといわれ、それ以来インスリンを打つようになりました。その頃の血糖値は三〇〇もありました。

長いことインスリンを打つ生活をしていますので、これが日常となって何の疑問も抱いていませんでしたが、最近になって飲みはじめた「水溶性シイタケ菌糸体エキス」の思わぬ効果に驚いています。徐々に症状が軽くなっていき、三カ月後には血糖値が一五〇前後にまで下がっていたのです。

しかし、飲用しないでいると、またすぐに体調が悪くなるため、もうこれは手放せなくなりました。これからも継続していきたいと思っています。

■香港・Bさん（五二歳）・男性

月に三～四回、香港と日本を往復するという不規則な生活リズムが体に負担となり、一〇年前から血糖値が高く、中華料理も思うように食べられなくなっていました。

そんなとき、商談で出会った方から勧められ、早速試してみたところ徐々に体調が良くなって血糖値も一五〇にまで下がってきました。中華料理も前のように何でも食べられるようになり、それでいて血糖値も上昇しないのですから、もう言うことはありません。先日の検査では血糖値が九〇になっていました。体に全然だるさを感じないのでバリバリ仕事をしております。

■京都市・Kさん（七五歳）・男性

長いこと糖尿病を患い、もう半ば諦めていましたが、飲用するようになってからは希望がもてるようになりました。飲みはじめてわずかな期間で血糖値が一〇〇も下がり、私自身が驚いています。あれほど気に病んでいたことがウソのようで、重いストレスから解放されたことがより結果を良くしているように思います。

今は、再び好きなお酒を口にして、毎日楽しく過ごしております。もちろん、体も絶好調です。

■神奈川県・Iさん（五六歳）・男性

お酒が好きで、昨年までよく飲んでいました。そのときの血糖値は二〇七。医者からは再三警告されていましたが、気にするのはそのときだけで、すぐに元の生活に戻っていました。やるときは徹底的にやるのですが、そんなことは長続きするはずもなく、いつもやりすぎて失敗していました。

しかし、今回は続いています。無理なく血糖値がコントロールできるからです。続けるも何も、ただ毎日飲用するだけなのですからラクなことこの上ありません。

飲用開始から一〇日位で血糖値が一一〇になり、さらに続けること二カ月、今では九〇に落ち着いています。薬は何も飲んでいませんし、カゼもひかなくなり、とても調子が良いのを実感しています。

■富山県・Mさん（六六歳）・男性

平成元年から糖尿病になり、約二年間通院治療やカロリー療法を行いましたが、平成四年一一月にとうとう合併症による脳内出血で倒れ、左半身マヒという体になってしまいました。入院治療後、種々のリハビリ訓練でようやく杖での歩行が可能なまでに回復しました。

しかし、退院時にはHb―A1cが九・五、FBSが二五〇程度、その後、運動量を増やしてインスリン注射をするなどでHb―A1cが八・七、FBSが一八〇近くまでにはなりましたが、それ以上は下がることなく困っていました。

そんなときに飲みはじめ、毎日朝昼晩の三回飲み続けているうちに、体のだるさが消えてラクになり、徐々にではありましたが数値も下がりはじめ、二カ月が過ぎた頃には血糖値が一四〇、Hb―A1cが七・二になっていました。体調も良く快適な生活を送っていましたが、主治医は血糖値が一二〇程度で安定しないとよくないといいます。

しかし、このまま飲み続けていればじきに一二〇まで下がると確信していましたので、焦らずにいたところ、二週間後には一一〇になっていたのです。そればかりか、杖を頼らずに添える程度で歩けるようになり、このままいけば自力で歩くのも時間の問題といわれるほどに回復していました。もちろん、リハビリを続けていましたから私自身の努力の結果だとも思っていますが、それだけではないのは明白です。

■東京都・Hさん（四七歳）・男性

もう、飲んで四日目から尿の臭いや泡が、従来よりも完全に少なくなっていたので驚きました。こんなに早く効果のあらわれるものがあったとは信じられない思いで飲み続け、はや二カ月が経ちます。今はすっかり正常値に治まり、心身ともに安定しております。

■埼玉県・Iさん（六七歳）・女性

毎年受けている健康診断で血糖値が高めではあったものの、別に薬を服用するには至っていませんでした。それが、平成一二年九月頃から疲れやすくなり、血糖値が一七〇でとうとう寝込むようになりました。

主人の勧めで飲みはじめ、一〇日もしないうちに起き上がれるようになったのです。当初は一時的なものだと思っていたのですが、その後も体調は良くなる一方で、「これは本物だ」と信じられるようになったのは一カ月が過ぎた頃でした。

そこで、検査を受けに病院へ行ってみると、血糖値が九一に減っていたのです。測らなくても体調で十分に感じてはいましたが、やはり数字に示されると安心するものです。

それ以来、血糖値が上がることはなく、数値は落ち着いています。

また、気がつくと足の指にできていたしもやけがなくなり、魚の目も消えていたので喜んでいます。

■京都市・Kさん（六三歳）・女性

食後の血糖値が二八四と高く、おまけにアルコール性脂肪肝でγ―GTPも上がっていたので飲みはじめました。三週間後、パートで疲れることもなくなり、それまでのだるさもウソのように消えて日常生活がラクに送れるようになっていました。それからは気をつけて体調をチェックするようになり、二カ月が過ぎると空腹時一〇三・食後一〇七と血糖値が改善されていたのです。

さらに驚いたのは、血圧降下剤も服用していたのですが、それも正常で薬の必要がなくなっていました。

■静岡県・Iさん（六三歳）・女性

血糖値が空腹時二七〇・食後四五〇で、喉の渇きや倦怠感、体のしびれなど自覚症状もはっきりとあらわれ、さすがに危機感を持っていました。そこで、試してみようと思い、すぐに飲用を開始しました。

すると、二カ月で急激に数値が下がりはじめ、三カ月後にはほぼ正常値に落ち着きました。それに伴い、肩コリや目の疲れ、便秘といった不快な症状もすべて改善され、今は健康そのものです。

【脳の疾患】

■大阪府・Mさん（七一歳）・男性

四年前に脳梗塞で倒れて以来、左半身が不自由な体になってしまいました。その後、リハビリを兼ねてケアサービスのお世話になっていますが、年齢的にも衰える一方で、回復の見込みはないような状態でした。ところが、二カ月前にボランティアの方から勧められて飲むようになってから、高齢の私の体に変化があらわれてきたのです。

まず、飲用一週間位から足のしびれがとれて、自分で自分の足と分かるような感覚が戻ってきたのです。急に気がついて「なんて気持ちがいいんや、一体何が起こったんや！」と叫んだほどです。以前は床に足をついても感覚がありませんでしたが、今は地面から力が伝わってくるのがよく分かるようになりました。

それから、さらに一週間もすると自分の手で水羊羹を食べていたのです。左手が不自由なため、誰かに容器を持ってもらわないとスプーンですくえないのですが、世話係の方が席を立った間に、左手で水羊羹を食べていました。自分では無意識にやっていたことなので、周りからいわれてビックリしたほどです。

【心疾患】

■東京都・Hさん（六八歳）・男性

半年前に旅先で倒れ、心筋梗塞ということで緊急手術を受けました。年のせいか術後の経過が思わしくなく、毎日暗い気持ちで過ごしていました。そんなとき、友人から勧められ、半信半疑で試してみることにしました。朝夕の二回飲むようになって一カ月目のことです。体がだいぶラクになったと実感してはいましたが、検査を受けたところ血液の流れがスムーズになってきたと医者からいわれ、いろいろな検査数値も異常なしということでした。

現在では動悸もしなくなり、元気に動けるまでに回復しています。

■東京都・Kさん（五七歳）・男性

昨年の二月、急性心筋梗塞で倒れ、あわや命を落とすところ、病院の方々のお陰で救われました。それは、六時間にわたる治療を受けた後、さらに五日間の集中治療室での治療と、二カ月の入院期間からも分かるほど緊迫したものだったのです。

その後、退院はしたものの主治医からは「心臓にバイパスをつなぐ必要があるので、いずれ再手術をします」といわれていました。まだ完全に治ったわけではないため、いつも不安と不快感がつきまとっていました。

ところが、手術をするにあたって再度カテーテルを行った結果、「バイパスは必要ありません」と、手術を免れたのです。当初は三本の冠状動脈のうち二本がほとんどダメで、残り一本も五〇％しか働かなかったのですが、現在は三本とも働いており、血流がかなり良いということでした。

これというのも、退院して間もなく知人から贈られ、それ以来ずっと「水溶性シイタケ菌糸体エキス」を飲み続けていたからです。もちろん、病院の方々には感謝の気持ちでいっぱいですが、飲用していたからこそ好結果が得られたと思っています。なぜなら、飲みはじめてすぐに体調が良くなり、疲れなくなったからです。

【肝疾患】

■和歌山県・Tさん（四六歳）・女性

昨年の六月、体調が悪くなったことから病院で検査したところ、肝臓に関する数値が異常に高く、肝機能が低下しているからと入院することになりました。一カ月ほどして退院はしたものの、数値的にはやや高めで正常値とはいえず、体のだるさは残っており、何かするとすぐに疲れてしまって元の体には戻ることがありませんでした。

そのとき、思い出したのが友人から前に聞いていた「水溶性シイタケ菌糸体エキス」のことでした。早速飲んでみると、一週間位でだるさがなくなり、動いても疲れが残らなくなっていたのです。体がラクになると気分も良くなりますから、いつしか病気のことも忘れて生活するようになっていました。

私の感覚では何も問題ないと思っていましたが、やはり検査だけはしておくに越したことはありません。そこで、二カ月ほどして病院へ行き、検査を受けましたがまったくの正常、どこにも異常を示す数値がなかったのです。これには主治医も首を傾げ、「なぜ、こんなに早く良くなったのか分からない」といっていました。

それ以来、体調の良い状態が続いておりますので、今は健康維持のために飲み続けています。

■新潟県・Mさん（七四歳）・男性

長い間、自治体の管理職をやっており、交渉事が多いうえ、お酒を飲む機会もたびたびありましたので、三〇年前から肝臓が悪くなっていました。じわじわと悪化していき、もう治ることはないと半ば諦めておりました。

しかし、知人から勧められ、朝晩飲むようになってからというもの、気分が大変良く、毎朝スッキリと起きられるようになったのです。「おやっ、これはもしかして……」と淡い期待を抱いて病院へ行き、検査をしてもらったところ、やはり肝数値が下がりはじめていました。

体もだいぶラクになっていますので、このまま飲み続けていこうと思っています。

■京都市・Oさん（三四歳）・男性

B型肝炎にかかり二年間ほど通院し、薬による治療を受けていましたが、なかなか良くなりませんでした。

ところが、朝晩飲用するようになって三カ月ほどで、肝機能の数値が下がりはじめたのです。その後も数値は上がることなく、今では薬を忘れてしまうほどに回復し、快適な生活が送れるようになりました。

■鳥取県・Iさん（五五歳）・男性

三年前にC型肝炎と診断され治療を受けていましたが、仕事がら接待が多く、ストレスは溜まるしお酒は飲まざるを得ないので困っておりました。

そんなとき、友人から勧められて朝昼晩と飲み続けていたところ二カ月後の検査で「まだウイルスは残っているものの、肝臓の腫れはひいていています」と主治医が驚きながらいいました。

現在は体のむくみもすっかり消え、病院へは定期検診に通うだけです。

■千葉県・Hさん（三三歳）・男性

肝機能検査でGOT・GPTが八〇〇～九〇〇もあり、B型肝炎であることが分かりました。その後、薬による治療を受けていましたが症状は改善されることなく、不安な日々を過ごしておりました。

しかし、飲用するようになってからは体調が良く、検査の結果も五〇程度で安定しています。

■栃木県・Sさん（五八歳）・男性

B型肝硬変でエコー検査でも一センチの腫瘍があることが分かり、すぐに飲用を開始したところ、三カ月ほどで腫瘍が三ミリにまで縮小しました。

■山梨県・Tさん（六六歳）・女性

五年前にB型肝炎と分かり、モンフェロンと強力ミノファーゲンの併用で少しずつ良くなってはいるものの、数値が一〇〇前後で安定しませんでした。飲用後はGOT・GPTが下がり、現在は正常値で安定しています。

■広島県・Mさん（四九歳）・女性

B型肝炎で、GOT・GPTが六〇〇以上もあったのに、飲用三カ月でe抗体ができ、セロコンバージョンを達成しました。現在はGOT二三・GPT一二まで下がり、状態も安定していますので、何より主治医が驚いています。

■三重県・Jさん（二七歳）・男性

B型肝炎のため飲用をはじめたところ、体調が良くなるにつれて持病の鼻炎までも改善されました。

■熊本県・Oさん（四二歳）・男性

Ｂ型肝炎を改善したくて飲みはじめ、二週間目にして食欲が回復し、だるさがとれ、便秘もなくなりました。検査のたびに数値も下がり、今は安定した状態が続いています。

■高知県・Wさん（五五歳）・男性

二〇歳のときにＢ型肝炎を発病して以来、増悪期を繰り返しながら治療を続けてきましたが一向に良くならず、不安を抱えた生活をしていました。

しかし、飲用後は今までにない自覚症状の改善がみられ、体調が良くなりました。少し無理もきくようになって体力に自信がついてきました。

■新潟県・Kさん（三五歳）・女性

Ｂ型肝炎のキャリアとも知らず、体調が悪くてもカゼだと思って市販のカゼ薬を飲んでいましたが、あまりにも具合が悪くて病院へ行くと発病していました。藁をもすがる思いで多めに飲み続け、二カ月が経過して検査したところ、正常値になっていたばかりか、ｅ抗体ができ、セロコンバージョンしていました。

■富山県・Nさん（二七歳）・男性

B型肝炎でGOT二七五・GPT八〇三まで上がり、強力ミノファーゲンを投与していたところ、e抗体があらわれてセロコンバージョンしました。しかし、一年後にはウイルスが変異したため、インターフェロン治療を受けることになりました。

投与二カ月前から「水溶性シイタケ菌糸体エキス」を飲みはじめ、投与中も飲んでいたところ、一日目に発熱しただけで、その後は重い副作用もなく無事に最後まで治療を受けることができました。結果も大変良く、肝機能は正常に戻っています。

■京都市・Tさん（三四歳）男性

B型肝炎で四年前から一進一退を繰り返す症状にまいっていました。飲用後は体調が良く、四カ月半でHBe抗原陰性、HBe抗体陽性、DNAポリメラーゼ陰性となり、トランスアミナーゼも正常となりました。現在は通院の間隔も長くなりラクになりました。

■大阪市・Yさん（六八歳）・男性

B型肝炎のためインターフェロン治療を受けセロコンバージョンしましたが、その後に再発し、年に二～三度はＧＯＴが三〇〇～七〇〇まで上がる急性増悪を繰り返していました。飲用を開始してからは体がラクになり、ＨＢＶ—ＤＮＡは検出されず、肝機能検査でも正常値を示し、安定を保っています。

■東京都・Ｎさん（六六歳）・女性

Ｃ型肝炎の治療として小柴胡湯を服用していましたが、吐き気や食欲不振などで悩まされ、飲用するようになりました。飲んで二カ月ほどで食欲が回復し、血行が良くなり、顔色が良いといわれるようになりました。実際、肌の色も白くなって肝臓病独特のどす黒い顔色が消えていました。

また、エコー検査で影があったのですが、現在は消えて異常なし、すべての数値が正常値に落ち着いています。

■千葉県・Ｈさん（五三歳）・女性

長年、Ｃ型肝炎でＧＯＴ・ＧＰＴの数値が高く、六〇〇を越えることもしばしばでしたが、飲用するようになってからは四〇〇→二〇〇→一一〇と着実に下がり、今では四〇で安定しています。

■東京都・Mさん（四〇歳）・男性

C型肝炎が進行しているのか、肝臓のあたりがうずく感じで、疲れやだるさがなかなか抜けず、横になることがよくありました。しかし、飲用後は自覚症状がパッタリと出なくなり、痛み感も消えていました。

■愛知県・Sさん（六七歳）・女性

C型肝炎の不安から寝つきが悪くなり、精神安定剤を服用していましたが、飲みはじめてからは寝つきが良くなり、薬を飲まなくなりました。また、便秘も改善され、肌にハリが戻ってきました。

■大阪市・Tさん（六九歳）・女性

C型肝炎の自覚症状が激しく、足腰の冷えや疲労感、倦怠感などに悩まされていましたが、飲用後わずか二週間で諸々の症状が消えていました。

■京都市・Iさん（四五歳）・女性

C型肝炎の治療としてインターフェロン療法を受けることになり、日程が決まった日から飲みはじめたところ、投与中に恐れていた副作用がほとんど出なかったので助かりました。お陰でウイルスも減り、現在は肝機能も改善されて体調が良く、正常値近くをキープしていますので、毎日が爽快です。

■神奈川県・Mさん（六〇歳）・男性

小柴胡湯と強力ミノファーゲンでC型肝炎の治療をしていましたが一向に良くならず、飲用するようになりました。飲みはじめて一カ月で疲労感がとれ、食欲も出てきました。二カ月が経過するとGOT・GPTも下がり、一〇〇前後あった数値が五〇までになり、今では正常値で安定しています。

■埼玉県・Kさん（五五歳）・女性

GOT・GPTが三〇〇以上にまで上がったため、「水溶性シイタケ菌糸体エキス」を飲みはじめました。体がラクになったなと思った頃、インターフェロン治療を受け、治療中も飲用していたことで副作用もなく二クール目でC型肝炎ウイルスが陰性化しました。六クールを無事に打ち終わって退院し、現在に至っておりますが、以来、正常値で安定しております。

■静岡県・Sさん（三五歳）・男性

飲むようになってから右脇腹の痛みがとれ、その後インターフェロン治療を受けましたが、飲み続けていたお陰で副作用もなく最後まで治療ができました。

■京都市・Nさん（五四歳）・女性

インターフェロン治療で一度は肝機能が良くなったものの、その後リバウンドを起こして再び数値が上昇し、再度インターフェロンを試みました。しかし結果が思わしくなく、加えて激しい副作用と神経症状に悩まされ、気持ちが落ち込んでいました。

そんなときに飲用するようになり、飲むほどに症状が改善されていったので嬉しくなりました。目に見えて効果が分かると安心できるもので、その後は加速度をつけて回復し、二〇年間苦しんでいた検査数値もすべて正常値となり、HCV—RNAも陰性でした。

■**和歌山県・Nさん（六八歳）・男性**

C型肝硬変で悩んでおりました。数年前、食道静脈瘤破裂で吐血し、急性肝炎といわれて肝臓の三分の二を切除。その後も体調はすぐれず、あらゆる療法を試しましたが期待はずれで途方に暮れていたところ、友人にいただいて飲みはじめました。体に合っているようで食欲がわいて体調もみるみる良くなり、現在は安定しています。

■**東京都・Gさん（三五歳）・男性**

インフルエンザをこじらせ、市販のカゼ薬を飲み続けていたら肝機能を悪くし、薬物性肝障害と診断されました。体がだるく、常に倦怠感があり、仕事にも支障をきたす状態となり、飲用するようになりました。飲んで一カ月で不快な症状が消え、三カ月後には四〇〇近くまであったGOT・GPTが四五・四七、γ－GTP四四と下がり、落ち着きました。

【高血圧】

■**青森県・Yさん（六七歳）・男性**

二〇年前から高血圧で一九四／一一〇の状態がずっと続き、降圧剤を飲むようになりましたが、その後一〇年位は一進一退を繰り返すだけでした。

飲用を開始して一カ月位で一三七／九二にまで下がり、いつもそれ位の数値で安定するようになりました。あれほど安定しなかったのが、こんなにも簡単に改善されるとは夢を見ているような気持ちです。

■和歌山県・Hさん（五七歳）・男性

飲むようになったのは、健康回復などという純粋な動機ではなく、単に二日酔いを軽くし、好きな酒をいつまでも飲んでいたいという不純なものでした。飲むと酔いも軽く、二日酔い知らずなのです。また、日本酒を飲みすぎたときでも帰宅後に飲んでおくと、翌日は拍子抜けするほど酒精が残りません。

しかし、高血圧の持病があり、もう長い間、血圧は一八〇／一二〇もあり、医師はやかましく酒だけではなく、食事についても制限をしてきますが、どうしてもいい患者にはなれませんでした。

飲用から二カ月目に仕事で海外へ行ったのですが、そのときに血圧降下剤を忘れてしまったのです。現地に滞在していた三週間、薬を飲まずにいましたからさすがに不安で、帰国後はすぐに病院で診察を受けました。ところが、不思議なことに一三〇／八〇と下がっているではありませんか。薬を飲んでいなかったにもかかわらず、この数値です。

それ以来、飲用しており、酒精は愛飲すれど、薬は一切遠ざけた生活をしていますが、幸いにも血圧は健康人の値を保っています。そして、体調はすこぶる快適です。血圧の心配がないと、精神的にゆとりをもたらすのか、このところあまり疲れも出ません。

■東京都・Nさん（六七歳）・女性

降圧剤を服用していましたが、飲みはじめて一カ月で血圧が安定し、薬の必要がなくなりました。また、白髪が黒くなり、毛髪自体も太くなってハリが出てきました。

【アトピー・その他皮膚の疾患】

■奈良県・Mさん（四六歳）・女性

中年になって体質が変わったのか、アレルギーが出るようになりました。ここ数年は、アトピーのような症状が出て粉を吹いたように口の周りが荒れてしまい、化粧ができませんでした。それが、飲用四日目で口の周りの荒れが軽くなり、化粧ができるくらいにまで改善。あまりにも速効的な結果に長年の苦しみは何だったのか、あっけにとられている次第です。

■和歌山県・Tさん（一七歳）・女性

娘が生後三カ月のとき、医者から「皮膚が弱い」といわれ、その後四歳頃からは耳切れというアトピー性皮膚炎があらわれました。小学二年生までステロイドを塗っていましたが、そのせいで皮膚がますます薄くなり、毛細血管が見えるほどになってしまい、いくら通院してても症状は悪化するばかりでした。

そこで病院とは縁を切り、食事療法を試みたのですが、症状はさらにひどくなって全身が火傷をしたように赤く、首の皮膚はまるで象のようになってしまいました。

この時点での娘は、すでに高校一年になっており、手足の裏だけにアトピーが出ていないという状態でした。

飲用開始から二週間は症状がさらにひどくなり、とても不安でしたが止めずに飲ませたところ、だんだん良くなり三カ月が過ぎた頃から目に見えて変化があらわれました。顔、腕、足と見えるところが一皮むけたように白くきれいな肌を覗かせていたのです。

まだ完全に回復したわけではなく、首のまわりと関節部分が残っておりますが、ここまで改善しましたから、これからも信じて飲ませるつもりです。今は見違えるほど明るくなり、高校生活を楽しんでいますので安心しております。

■石川県・Uさん（**一七歳**）**・女性**

子供の頃からアトピーがひどく、特に顔・体の一部がジュクジュクして、すぐに掻いてしまうため、ますます悪化させてしまいました。病院で出された薬を塗っても良くならないので悩んでいたら、友人が教えてくれて飲みはじめました。

最初は朝晩と飲んでいたのですが、友人から直接患部に塗ってもいいと聞いて、お風呂上がりにボディローション代わりにつけてみました。すると、ジュクジュクが治まり、痒みがとれてラクになったと思っていたら、二カ月ですっかりきれいになっていました。

■石川県・Wさん（**三八歳**）**・女性**

アレルギー体質のため、いろいろな所に痒みが出てもう二〇年以上にもなります。我慢できないときにはステロイドを塗り続けるのですが、無意識に掻いてしまった肌は硬く、黒ずんでいました。それが、飲用するようになって二カ月余りで痒みが消え、患部もきれいになったのです。

それは、飲みはじめてすぐに感じたことで、まず生まれつきのひどい便秘が毎朝、もしくは一日おきに排便されるようになり、ほどなく信じられないほど痒みがなくなったのです。最初のうちは、飲むだけではなく患部につけていましたが、とてもしみて痛いので入浴剤がわりにお風呂に入れていました。それから痒みが治まったところで、飲用だけにして朝昼夕の三回飲んでいますが、今ではすっかり体質が変わったようでアトピーによる諸症状は出なくなりました。

■鳥取県・Nちゃん（二歳）・女の子

子供がとびひ（伝染性膿痂疹）にかかりやすく、治っても一〇日足らずで再び出てしまいます。そのとき、知人から聞いて半信半疑で飲ませてみました。すると、朝夜と飲ませていただけなのに二～三日位で広がることなく、通院するより早い完治となりました。

■東京都・Mちゃん（六歳）・男の子

子供がとびひになり、文献で調べてみたら菌が原因だと分かりました。そこで、感染を防ぐ意味でも免疫力をつけなければと思い、飲ませてみました。飲用三日目で患部が黒くなり、ドキッとしましたが痒みが治まったようなので飲ませ続けていたところ、五日後にはすっかりきれいになり、今ではとびひがなくなりました。

■京都府・Tちゃん（四歳）・女の子

共働きのため、昼間は子供を保育園に預けています。それはとても助かるのですが、その反面、困ったことにいろいろな病気を移されてしまうのです。先日も、とびひを移されてきました。とびひは、連鎖球菌とブドウ球菌が原因でなると本で読み、もしかしたら治るかもしれないと思って義母が飲んでいるのをもらって飲ませてみました。

すると、一週間ほどでジクジクがなくなり、二週間後には跡形もなくなっていました。もう、わが家にはなくてはならない万能薬となっています。

■福島県・Hさん（四五歳）・男性

子供の頃から水虫に悩まされ、良いという事はすべて試してきましたが、なかなか治らず、特に夏は化膿がひどくて困っていました。そんなとき、友人から聞き早速試してみました。

最初は、飲用するものが果たして水虫に効くのか疑問でしたが、飲むことによって体の毒素を出していく方が効果があるのだと知り、続けてみることにしました。毎日朝晩の二回飲んで様子を見ていたところ、昨年の夏は化膿もなく、半年経った今ではすっかり良くなっています。

ときどき小さな水虫は出てきますが、それもしだいに治まるものと思って気にしないでおります。

■広島県・Tさん（三九歳）・女性

肌荒れがひどく、冬はもちろん夏でもカカトがカサカサしてストッキングを履くときに電線することがしばしばでした。何か良いクリームはないかと薬局へも何度も足を運びましたし、皮膚科へも通いましたが一向に改善されず困っていました。

ところが、飲用するようになってからは肌荒れをしなくなったのです。そのときは半信半疑でしたが、飲みはじめて二週間ほどで効果があらわれ、まず手のカサカサ感が消え、続いてカカトの荒れが治まっていきました。

私の場合、飲んだ残りの数滴を手にたらして顔やカカトなどの荒れている所につけるといった、一滴たりとも無駄にしない使い方をしています。お陰で今はカカトもなめらかで喜んでおります。

■東京都・Kさん（四四歳）・女性

離婚のストレスから体調を崩し、顔全体に吹き出物ができてしまいました。病院で治療を受けてもなかなか治らず、だんだん人前に出るのがおっくうになっていた頃、会社の上司が持ってきてくださったのが「水溶性シイタケ菌糸体エキス」です。

上司がいうには「これを飲むようになってから疲れ知らずなのよ。きっとあなたも元気になるわ」。「本当かな」と思いながらも、顔の色つやの良い上司の様子が気になって飲んでみることにしました。すると、四日目位で顔の腫れが引きはじめ、ほとんど分からなくなっていたのです。あまりの効果にビックリして飲み続けていると、すっかり吹き出物がなくなり、今では素肌もきれいになって若返ったといわれます。

【その他】

■奈良県・Hさん（四六歳）・男性

病気らしい病気をしたことがなかったのですが、インフルエンザにかかって三九・六度の高熱でダウンしてしまいました。起きるとフラフラするので病院へも行けず、かといって市販のカゼ薬を飲もうにも食欲がないため空腹時では服用できず困っていました。

そんなとき、ものは試しと目が覚めるたびに飲用し、一日で五～六回飲んだと思いますが、だんだん体がラクになり、体温を計ってみると三六・六度になっていたのです。なんと一日で熱が下がり、その後もひどくなることはなく、三日目には完全に回復して仕事に行けるようになっていました。それ以来、何かというと大量に飲んで対処するようになりました。

■和歌山県・Iさん（七四歳）・女性

リウマチで入退院を繰り返す生活を長年続けておりました。歩行も困難で、杖をついてやっと歩ける程度でした。それが、息子に勧められて飲むようになってから、杖なしで歩けるようになったばかりか、食事もおいしくいただけるようになり、体力がついて元気になりました。また、手の甲の血管が黒く、手も不自由だったのがきれいになり、お茶碗なども洗えるまでに回復しました。

■山口県・Wさん（二六歳）・女性

全身性エリトマトーデスのため、足のむくみがひどく、常にだるい状態が続いておりましたが、飲みはじめてからは諸症状が軽減し、とても体調の良い状態が続いています。

■熊本県・Yさん（五〇歳）・男性

長年、潰瘍性大腸炎を患い外出もままならず、打ち合わせのときもまずトイレの場所を確認してから行くようにしていました。それが、飲みはじめて一カ月後の検査で潰瘍がだいぶ良くなってきたとの好結果をいただきました。さらに飲み続けていると、三カ月後の検査ではすっかり回復して、本当に夢のような毎日となりました。

■東京都・Nさん（一五歳）・男性

小さい頃から喘息がひどく、学校もたびたび休んでいました。今までにいろいろな療法を試みましたが効果はなく、発作の苦しみがこれからずっと続くと思うと気がめいるときがありました。

それまでは、季節の変わり目には必ず発作を起こしていたのに、昨年は何事もなく急にぴたりと発作が治まっていたのです。毎日飲むようになってから、一度も発作が出ていないので驚いています。この調子なら受験勉強も頑張れそうです。

■広島県・Mちゃん（八歳）・女の子

娘は喘息で、特に雨の日や天候が不順な時期になると軽い発作を日に何度も起こしていました。とても苦しそうで、外出時にはいつもポケットに喘息を抑える吸入の薬を入れていました。それが、飲みはじめて一カ月半ほどで「ウソみたい」とビックリしています。それまでは夜中の一時や二時、四時にはゼーゼー息苦しくなって目を覚まし、そのたびに吸入していたのに、今ではぐっすりと穏やかに寝ているのです。

私よりも本人が体の変化にもっと気づいているようで、つい飲ませるのを忘れると「お母さん、あれ飲まなくちゃ」と催促して、自分から積極的に飲んでいます。

■静岡県・Hさん（七二歳）・女性

旅館業を営んでおり、配膳など忙しく一日中動き回っているせいか、肩コリがひどく、足はむくむし疲れが翌日まで残って困っていました。何となく友人に勧められて飲むようになってから、気がつくと肩コリがとれて元気に働いていました。いつ頃から効いてきたのか思い返してみると、二週間ほどですっきりしだしたような気がします。

そんなわけで、もう翌日に疲れが残ることもなくなり、年よりも若く見られるようになりました。

■千葉県・Kさん（三八歳）・男性

ひどい肩コリで困っていました。毎日夕方になると肩がパンパンに張り、目はかすむし頭痛はするし、もうフラフラ状態でした。しかし、夕食前に飲むようになり、二日目位から頭痛が起こらなくなり、一週間もすると肩がラクになっていました。また、朝起きるのがつらかったのが、なぜかスッキリした気分で起きられるようにもなりました。今まで、あんなにつらかったのがウソのようで、仕事も遊びも楽しくなりました。

■神奈川県・Rさん（二八歳）・**男性**

夜の仕事で食事が不規則なため、ときどき口内炎ができてまいっていました。そんなときに知人から「体にいいから」と勧められたのです。飲みはじめた当初は、口内炎にしみてしんどかったですが、それも五分位で違和感がなくなり、続けられそうでしたので飲んでいました。それから一週間ほど経ったとき、口の中がきれいになっており、今の今まで飲み続けていますが一度も口内炎ができていません。

■山梨県・Jさん（二八歳）・**男性**

特に病気もせず健康だけが取り柄ですが、お酒を飲むと翌日は必ず頭が痛く、体が動かなくなって、せっかくの休みが台無しになっていました。三カ月ほど前に知人から飲むことを勧められ、お酒を飲んだ後で試してみると、不思議なことに翌日は頭が痛くならず、体も多少はだるさが残るものの動けるようになりました。

薬よりも体に良いようなので、毎日飲んでみようと思います。

■**福島県・Yさん（六六歳）・男性**

以前は耳鼻科・胃腸科・泌尿器科に週一回通院していましたが、その後、不整脈が起こり一分間に脈拍数三五回、発作、動悸、耳鳴りなどが毎日のように起こり、ニトロペン・ニトロダームを胸に貼り、発作や不快感を止めていました。そんなわけで、入退院もあって不安な日々を送っていました。

あらゆる健康器具、栄養剤を試しても効果がありませんでしたので、軽い気持ちで飲みはじめたのですが、その思いも一カ月で消えてしまいました。それは、まず胃の調子が良くなって胃腸薬を飲まなくなり、前立腺の薬も少なくなり、驚いたことに不整脈の不快感がなくなったのです。外出もできるようになって行動範囲もずっと広がりました。

先日も、病院でいろいろな検査をしましたが、良い結果で先生からも誉められ、順調に諸症状が改善されているとのことでした。

■**富山県・Mさん（五四歳）・女性**

一三年前に胃ガンの手術をして以来、貧血や食欲不振などで体も疲れやすく体力を維持するのが大変でした。また、集団検診では白血球その他の異常等で、ときには骨のガンも疑われたほどトラブル続きの状態でした。

そんな折、友人から健康増進にとても良いと紹介され、どのように良いのか具体的な効果も分からないまま飲みはじめました。ところが、だんだん体がラクになっていくのを感じ、そのときはなんとなく「いいみたい」と漠然としたものでしたが、二カ月目に受けた健康増進センターでの健康診断で、すべての結果が正常値の範囲、しかも年齢よりも骨密度が高く、医師や指導員が驚くほどでした。そして、「あなたのように大病をした人の場合は、穴の開いたバケツに栄養を注ぐようなものなのに、このバランスのとれた結果は何なのでしょう。不思議な人ですね」と首を傾げていました。

最近は、周囲の人から「どうしてそんなに元気なの？」といわれるまでに回復していています。以前は、将来への不安に襲われることも時折ありましたが、今は健康に自信がついて希望がわき、何事にも前向きにいけるようになりました。

また、私だけではなく、家族も健康を取り戻しました。まず、主人は糖尿病でしたが糖が下りなくなり、舅は長年皮膚科に通院していましたが行かなくなりました。そして長男はアトピー性皮膚炎が改善、次男はアレルギー性鼻炎が改善、三男は首の下にできていたグリグリが小さくなる、といった体験をしました。

【答えてQ】

Q　健康な人が飲んでも大丈夫でしょうか?

A　薬ではありませんから、何の心配もいりません。シイタケ菌糸体エキスは、体が悪い方に傾いているときは正常な状態に戻そうと働き、良い状態の場合はそれを維持するように作用しますので、むしろ病気予防のために飲むことが本来は望ましいと考えております。

Q　どのような飲み方をすれば良いのでしょうか?

A　健康状態によって飲む量や回数は違ってきますので、ここでは健康維持についてお話ししましょう。シイタケ菌糸体エキスには、さまざまな成分が含まれています。特に、水溶性シイタケ菌糸体エキスにはスーパーミネラルも含んでいますので、野菜不足になりがちな栄養バランスの偏った食生活を送っている場合には、バランスをとるうえで便利かと思われます。

　例えば、献立が肉中心で野菜が足りないなと感じたら少し多めに飲むとか、揚げ物を食べてコレステロールや肥満が心配なときは食後に飲むというように、シイタケ菌糸体エキスの作用を上手に利用して生活に役立てていただければ幸いです。ただし、これに頼って好きな物ばかりを食べていてはバランスは保てませんので、あくまで補助的に飲用してください。

Q　お酒を飲みすぎたときでも効果はありますか?

A　もちろんあります。アルコールの分解を促進して肝機能を保護しますから、お酒を飲む前にシイタケ菌糸体エキスを飲用すれば悪酔いしませんし、特にお酒の後で水溶性シイタケ菌糸体エキスを飲用すれば、速効性がありますので二日酔いにならずにすむはずです。しかし、お酒をいくら飲んでも酔わなくなることがありますので、酒量が増える恐れがあり飲みすぎには気をつけましょう。

Q　仕事がハードで慢性疲労に困っています。疲れをとる効果は期待できますか?

A　疲れは体のSOSのサインです。それだけ健康バランスが崩れているということですが、シイタケ菌糸体エキスは生理機能を活性化しますので回復に導いてくれます。愛飲者の方からは、「疲れなくなった」「疲れても翌日まで残らない」「ここ一番というときに踏ん張りがきく」という声が寄せられています。

Q 肌荒れがひどくて病院へ行くと「ホルモンバランスが崩れているせい」だと言われたのですが……

A シイタケ菌糸体エキスは、体全体のバランスを整えて健康に導いていきますので当然、ホルモンの調節も行われます。ホルモンが過剰なら抑制し、不足しているなら促進するように作用して正常に戻していきます。よく「肌にハリとツヤが出てきた」とか「色が白くなった」「透明感のある肌になった」というお手紙をいただきます。

Q どれくらいの期間試すと効き目が分かるのでしょうか?

A 個人差がありますので難しいのですが、目安としていただいているのは三カ月位です。ただ、劇的な改善をみせる場合は分かりますが、徐々に効果をあらわしてくることもよくあり、この場合は一つひとつ飲用前と後の体調を照らし合わせてみなければ分かりません。

例えば、飲用前は肩コリ、便秘、冷え性、不眠症だったのが、飲用後に改善していても案外気づかないもので、「いわれてみれば最近、お通じが良くなっている。足が冷たくなくなって寝つきが良くなった」というように、じわーっと効いてくることもあるのです。

Q　妊娠中の女性が飲んでも大丈夫でしょうか？

A　もちろん心配いりません。むしろ積極的に飲んでいただくことをお勧めします。妊娠中は風邪をひいても薬を飲むわけにはいきません（最近は妊婦さんに害のない薬はありますが）ので、免疫力を高める意味でも効果的ですし、妊娠中毒症の予防にもなります。ある妊婦さんは、定期検診の際に「ちょっと太りぎみ。塩分を控えるように」と注意を受け、シイタケ菌糸体エキスで体調をコントロールしたといいます。

Q　水溶性シイタケ菌糸体エキスを牛乳など別の飲み物と混ぜて飲んでも効果が落ちることはないのですか？

A　指定の量に希釈して、そのまま飲んでいただくのが最も良い飲み方ではあるのですが、お子さんや飲みにくいと感じた方は牛乳やジュースなどに混ぜて飲んでいただいても作用に影響することはありません。

Q　シイタケ菌糸体エキスには、顆粒状と水溶性がありますが、どのように飲み分ければ良いのですか?

A　作用に違いはありませんが、皆様その形状をうまく利用して、家では水溶性を、旅先では携帯用として顆粒状を、というように使い分けておられるようです。

あとがき

昨年の夏に『C型肝炎にこれが効く！　シイタケ菌糸体エキス驚異の治癒力』（史輝出版）を出版して以来、多くの方から相談の手紙や電話、お礼の手紙をいただきました。

私どもは、そこで改めて難病で苦しんでいる方がなんて多いことかと驚き、それと同時に「一人でも多くの方の力になりたい」と、使命感のようなものが湧いてきました。

現代医学に見放された方々が抱いているのはただ一つ、「いつか必ず治る日が来る」という希望ではないでしょうか。きっと何か治す方法が見つかるに違いないと期待を胸に、それを明日につなぐ活力にして生きておられます。

そういう皆様の想いに後押しされ、私どもは「シイタケ菌糸体エキス」のさらなる効果を引き出すべく研究を続けました。その結果、誕生したのがスーパーミネラル配合「水溶性シイタケ菌糸体エキス」です。

「一本の矢は折れやすいけれど、三本にまとまると折れない」ではありませんが、シイタケ菌糸体エキスにプラスαして複合体とすることで、より強力な健康食品に進化させることができたのです。実際に、試作品で臨床を行ったところ、相乗効果を発揮して効き目に速効性があらわれました。これは期待以上の成果でした。また、飲用された方々からは、病気だけではなく、気になっていた他の症状までも改善されたと、以前にも増して支持をいただき、「これがシイタケ菌糸体エキスの底力だ」と、その奥深さと神秘性を痛感した次第です。

どんな病気も体の最深部から確実に癒してくれる「水溶性シイタケ菌糸体エキス」は、大自然からの授かり物ですから体にやさしく、そして穏やかで副作用がありません。その方の本来持っている力を引き出し、その方に合った形で回復に導いていきますので負担にもなりません。何より、臨床段階からこれまでのデータを塗り替え、とどまる所を知らない勢いには私どもも圧倒され、早く世に出さなければという思いでいっぱいでした。

もし、つらい治療や薬で行き詰まっていたとしても、決してあきらめないでいただきたい。自分の力を信じ、あきらめずに希望を持ち続ければ必ず明光が見いだせます。シイタケ菌糸体エキスがそれを教えてくれたうえ、救いの道を示してくれました。まさに、健康の切り札となった瞬間です。

しかし、まだまだ大いなる可能性を秘めたシイタケ菌糸体エキスですから、これからも進化し続けることと思いますし、ますます私どもの活動の場も広がり、その役割や必要性も強く感じております。難病で苦しんでいる方々の救世主として、今後もさらなる研究を続ける所在ですので、大いに期待していただきたいと思っております。

尚、本文中にたびたび登場しましたシイタケ菌糸体エキスは「㈱長岡Ｌ・Ｅ・Ｍ研究所」所長・長岡均氏が、寝食を忘れるほどの熱意で長年研究開発し、世に送りだしたという逸品で、菌が優れているからこそ類を見ない効果を獲得できたのです。

体内ミネラル研究会

野島　尚武（医学博士）
三根健二朗（会社社長・健康食品研究者）
澤田石英雄（㈱長岡Ｌ・Ｅ・Ｍ研究所室長）
久野　勝巳（会社員）
金　　憲（元三星取締役）
伊藤　留夫（会社取締役）
他

本文中で紹介しました「水溶性シイタケ菌糸体エキス」は、『スーパーメルファイン』という商品名で㈱近畿より販売されております。

商品に関するお問い合わせは下記までお願いいたします。

㈱近畿　☎0120−789−699

体内ミネラル研究会 ☎0120−789−265

〒625-0062　京都府舞鶴市森148番地

難病よさらば！　やはりあった自然界からの贈り物
スーパーミネラル配合「水溶性シイタケ菌糸体エキス」

平成13年6月5日　第1版第1刷発行

著者／体内ミネラル研究会

発行者／和田　平作
発行所／今日の話題社
東京都品川区上大崎2－13－35　ニューフジビル2F
☎03－3442－9205
印刷所／オーイ・アート・プリンティング

ISBN-4-87565-516-9　C0047